U0036931

花
千
樹

原力覺醒

運動物理治療師
使用說明書

李慧明　著

目錄

第一章
使用前注意事項

運動是良藥

不藥而癒——手法減壓的神奇魔藥

第四章
注意事項，力的表現

代序
有關痛癢

你知道嗎？人的一生總會經歷物理治療。每當我的膝頭哥隱隱作痛，都要靠物理治療師一雙妙手來激活我的原力；拉筋、針灸、電流刺激，甚至好得人驚的「音波炮」衝擊波我都試過。雖然每次的治療過程都令我痛不欲生，但有時聽到隔壁病人的怪叫聲，卻又令我忍俊不禁。

物理治療很有用，它不單處理好我身體的物理疼痛，加上治療師的溫柔與耐性，向病人詳細解釋每種治療的過程，令我整個復健體驗倍感安心，心理層面的癒合也很重要啊。再讀過本書〈電力四射——各種電刺激、針刺治療〉一文，就令我更深入明白這些「電擊」的原理，還有坊間那些「家居電療機」和佢哋 friend 其實幾咁嘥錢。

我向大家大力推薦根姐這本《原力覺醒——運動物理治療師使用說明書》，無論你是真實用家或是有志投身這行業，這本書都十分值得參考一下。

麥嘉慧博士
自由科普作家、博客、主持

前言
我又何嘗不是莫桂蘭

　　由我修讀物理治療那天開始，娘親就很喜歡將我在大學所學，以及現在還用來謀生的診斷和治療技巧稱呼為「功夫仔」。

　　功夫後有個「仔」字，代表這件事沒有一代武林宗師的那種大氣，有點小氣，彷彿暗示著物理治療不是病人康復中最重要的一環；總之，和醫生開的藥、打的針、動的手術不一樣，物理治療在醫療系統的存在，她總覺得有點微不足道。是的，物理治療師或許間中會收到深切治療部的呼召，為有急性氣促的病人換個睡姿，泵個氧氣，抽一口痰，有些有專修課程的同行更可以調整呼吸機的選項，間接減少病人用藥的程度（我們行內俗稱「打街機」，向《街頭霸王》致敬），從而協助病人早日離開深切治療部，轉往普通病房休養康復。可是，在浩瀚的醫療世界裡，醫生有儼如神一般可以使病人起死回生的動人時刻，縱使物理治療師有一手好功夫，卻只被視為功夫仔。

　　說起功夫，世界各地的物理治療診所都起了一些類似的變化。以前的物理治療部因為舊式的治療儀器需要隔熱和斷電路的功能，把整個部門設計成少林寺的木人巷似的。接待處的木造櫃枱後有秘書小姐為你登記資料；到治療室裡，一張張木造的治療床被簾子隔開，床上的病人躺著不動，接受超聲波、長波短波、各式高中低頻電療、電磁波、鐳射紫外光治療。另一邊的運動治療區，是一條通往天花——不是天國——的木階梯，一來為不同身高的患者在站立運動中提供支撐，同時也為治療師提供不同的支點來綁阻力膠帶。木造的工作枱上，有各種積木和泥膠，鍛鍊患者小肌肉的感應和手握力。整個治療室的金屬地帶，就只有跑步機和腳踏車訓練儀。除了要相信治

療儀器，患者都要心存希望，希望治療真的可以為其受損的細胞注入新生命。

物理治療往昔的康復目標只是協助病人訓練至可以重新站起行走，時移世易，今日已逐漸變成要為病人重塑生活質素。不少新生代的物理治療師為了使自己的診所／工作室擺脫傳統診所的「消毒藥水味」，便將秘書小姐高高在上的櫃枱變成一個小玄關，甚至加多兩隻貓店長招呼大家。

至於治療室，可能其中一兩間裡面會有一張可以升降的治療床的治療劏房。床邊或許已經沒有儀器，或許會放按摩油，或者是針灸用的針、消毒用品和放置用過的針頭的黃色小膠桶，又或者是用來做軟組織治療的刮刀和矽膠拔罐。運動空間可以騰空多大就多大，如果物理治療師同時有重訓證書的就會有槓鈴、鐵餅和啞鈴；有瑜伽導師資格的就會有蓆、磚，甚至吊在空中的布索；有普拉提老師資格的就會有齊塑身機、吊床、酒桶和彈弓椅；有打泰拳和綜合格鬥資格的呢？他們索性在運動空間放個繩圈，病患的康復畢業禮就是激戰一場拳賽。

且慢，這樣豈不是黃飛鴻式「國術館」的雛形？

香港人的其中一個影視集體回憶，是不同年代的黃飛鴻、他創辦的寶芝林、他的一眾徒弟和紅顏知己十三姨。影視作品多有杜撰，但黃師傅確實真有其人。身為「廣東十虎」黃麒英之子，他自小習武學醫。除了是當時政府委任的民團總教頭，有不少弟子在其武館習武外，寶芝林也是著名的跌打醫館，專門治療新傷舊患。館址白天是跌打醫館，晚上就是弟子練武場地，武功包括洪拳、佛山無影腳、工字伏虎拳、虎鶴雙形拳，還有過時過節要到不同場地表演的舞獅。

　　莫桂蘭是黃飛鴻第四任妻子。黃飛鴻命中剋妻，前三任妻子都早逝，原本承諾在第三任妻子過身後終生不娶。但緣分這回事，哪有人會說得準？

　　某年某月，黃飛鴻帶著自己的人馬去表演舞獅。因為他本身也算是個名人，表演舞獅自然吸引了大量群眾聚集，包括南拳世家莫家。莫桂蘭天性潑辣，家人想把她嫁出去都拿她沒辦法。那天在梅花樁舞獅期間，黃飛鴻一時失手，穿著的鞋不慎飛脫，打到莫桂蘭的臉。年少氣盛的莫桂蘭當然怒火中燒，狠狠地摑了黃飛鴻一記耳光。

　　事後，她的世叔伯比她更害怕得罪民團總教頭，連忙準備禮物上寶芝林請罪。黃飛鴻除了有強勁的臂彎，更有廣闊的胸襟，早就不把小丫頭的得罪放在心裡。叔父們要求莫桂蘭向黃飛鴻道歉，卻被莫桂蘭一句拒絕：「習武之人，你的水準可以接受這些所謂『拳腳無眼』傷及旁觀無辜嗎？」

　　黃飛鴻自問理虧，更堅定不打算追究下去。自此他和莫家成為世交，也和莫桂蘭逐漸互生情愫，叔父們也覺得黃飛鴻是個可以付託終生的人，於是將莫桂蘭許配給他。因為迷信，莫桂蘭的名分只是側室，結果可能真是神明庇佑，她成為唯一得享天年的黃飛鴻夫人。

　　莫桂蘭長命，卻命苦。婚後黃飛鴻經歷喪子之痛，黃漢森被仇家殺害，寶芝林又因為動亂而付之一炬，最後鬱鬱而終，那時窮得連黃飛鴻過身後的殮葬費也需要善長仁翁捐贈。莫桂蘭是黃飛鴻唯一會功夫的家人，因為黃飛鴻在喪子後為免重蹈覆轍，鐵下了心不教其他兒子任何功夫。承傳寶芝林醫術和武術的重任，就落在莫桂蘭身上。

　　莫桂蘭後來移居到香港，用寶芝林同樣的商業模式經營國術館——白天是跌打醫館，晚上是教授武術的道場。在武者的心目中，武術是理想，跌打醫館是麵包。醫藥費賺來是支撐武館的營運開銷，但他們的初心，一直都是

將這套博大精深的武術和哲學發揚光大。人家泰拳、跆拳道收費比國術貴得多，依然門庭若市。可是，武術班在國術館和社區會堂即使以接近半賣半送的價錢授課，收生人數卻漸漸減少。她的入室弟子李燦窩，更要繼續學校書記的全職工作，放學後到跌打醫館看診，晚上教拳。

至1997年香港《中醫藥條例》生效，這些武術師傅要繼續看跌打症，便需要考取中醫執照。以前看筋骨病症和運動創傷，醫者本身對身體在運動期間運作的認識，與其看診的功力其實相輔相成。只不過隨著時代的進步，大眾或許厭倦了土法煉鋼，覺得一介武夫不像專業醫護人員般了解傷患，只會叫徒弟們硬著頭皮練下去，最後很可能由小傷變成無可逆轉的傷患，因此出現了武術和醫藥注定分家的局面。

我雖然算當過學生運動員，但講到對人體的了解，仍未到可以幫助我了解人體運作的境界。回想起來，很多和運動物理治療有關的知識，也要多靠真實體驗，才知道治療方法在患者身上可以起甚麼效果。政策或法例或許想用盡方法硬要將運動和醫學分開，但黃飛鴻、莫桂蘭師傅到死那天仍然堅持的，是要告訴大家，運動和醫學當中有千絲萬縷的關係。

這本書沒有辦法解構當中所有奧秘，但至少希望成為通往運動創傷處理這更高層次的一把鑰匙。

這也是為甚麼我常常跟別人說，我是畢業後，才學會如何當一名物理治療師。

李慧明

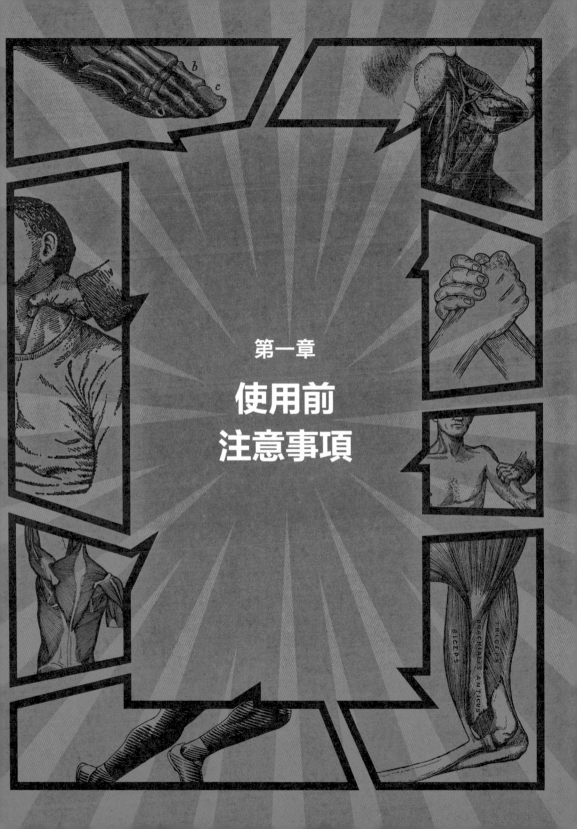

第一章

使用前
注意事項

新傷舊患——
要止痛，其實不一定要消炎

　　小瑛前一天晚上一口氣看了整季韓劇，最後連平板電腦蓋在臉上睡著了都懵然不知。

　　第二天醒來，她發現上班時間快到，於是用女生的光速梳洗（其實也用了 30 分鐘），換好襪想撲出去穿靴子的時候，一腳踢到茶几腳處。那時是早上六點，天還未亮，小瑛通常早上準備上班時都不開燈，以免影響家人睡眠。

　　她只知道前一個晚上，老爸在大廳看英超足球賽，曼聯又輸一場。但她不知道，老爸為了洩憤，把茶几踢到了完全偏離平日的擺放位置。

　　眼看快要遲到了，小瑛已經沒時間追究自己踢到甚麼，只好頂著腳趾痛，一股腦兒將腳掌塞到靴子裡。雖然有點痛，但她以為到了公司，腳趾的痛就會消失，還特意把鞋帶綁緊一點。一個小時的車程後，她下車時舉步維艱，但總算可以拐到公司。

　　脫下靴子，她才發現左腳第三隻腳趾已變成紫色。小瑛當天的工作忙得不可開交，只能在空檔坐下來的時候敷點冰。第二天，她掛了最早的診號，醫生也寫了信轉介她照 X 光，結果發現她左腳第三隻腳趾有骨折，移位程度剛剛過了警戒線，要轉介骨科決定是否需要手術治療。

發炎是損傷復原的必經階段

當筋骨有急性扭傷，發炎這件事是無可避免的。大家知道的急性扭傷一般處理方法，醫生都是處方消炎藥。然而，發炎是怎樣的一回事？

發炎的過程是身體一連串的生化反應，為的是達到以下目的：

一、將引起疾病的外來刺激物清除；

二、將受損的細胞組織殘骸清除；

三、啟動修補程序。

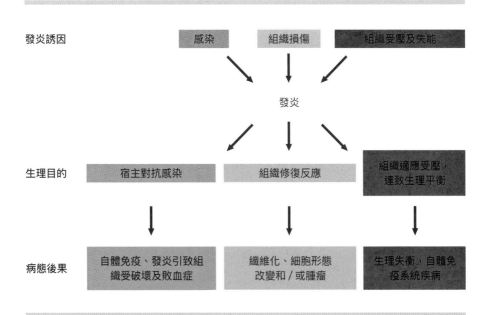

圖1：發炎的誘因、目的和後果

　　科學家對於發炎的詳細過程仍然處於未知狀態。已知的是當細胞受攻擊，細胞壁受損時，其表面有一種酵素叫磷脂酶 A2（phospholipase A2），這酵素會繼續瓦解細胞壁，組成細胞壁的磷脂會轉化成花生四烯酸（arachidonic acid）。環氧合酶（cyclooxygenase，簡稱 COX，再細分為 COX-1 及 COX-2）會將花生四烯酸轉化為前列腺素（prostaglandin）和血栓素（thromboxane）。受傷後，COX-1 雖然會影響發炎程序，但整體水平會保持穩定，將四烯花生素催化成前列環素 PGI2 及血栓素 A2。就算患處不在胃部，PGI2 會活化胃部分泌胃液；血栓素 A2 會指示血小板形成血栓，修補受傷位置。COX-2 會聚集在患處，將花生四烯酸轉化為前列腺素 -2（PGE2）。PGE2 會令血管擴張，血管壁細胞會在患處形成縫隙，血液內患處以外的白血球也有指定機制，被血管壁細胞膜外的對應蛋白牢牢扣住推進血管內，再將白血球擠往患處。

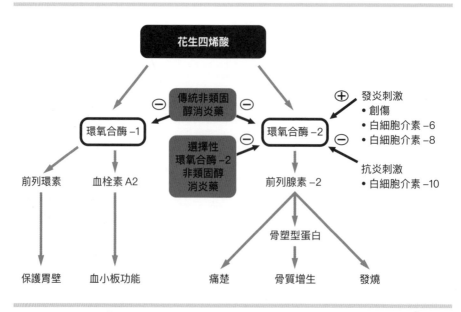

圖 2：發炎的簡略過程

紅、腫、痛、熱的由來

患處的血液循環會因為上述機制而增加，所以患處會呈現偏紅狀況。

血漿容量因為患處附近的血管擴張而增加，大量的白血球受到 PGE2 的影響由身體其他位置被擠壓到患處。由於大量的液體和白血球相關的蛋白積聚，患處會形成腫脹。

因為有大量血漿、白血球和發炎因子積聚，患處的骨頭、關節、肌肉、筋腱周圍的神經線上的痛覺受器（nociceptor）受到擠壓刺激，訊息傳到大腦時，會有不同的路徑令患者感到患處的痛楚，這些路徑會在稍後再詳述。

PGE2 會影響自主神經系統，令患處體溫上升，細菌、病毒等外來刺激物不能在最佳的環境下生存及繁衍，預防受傷位置受到感染和出現其他併發症。

以上種種都會令肢體活動受限，從而減少患者的活動量，去避免加劇與發炎相關的症狀。所以，當小瑛腳趾受傷，這些症狀都會令她有條件反射，減少患肢的負荷。此時大量的生化過程在患處急速進行，若果肢體功能像平時一樣沒有痛症提醒的話，這些負荷會激化更多健康的細胞在不同程度的破壞下被相關酵素分解，擴大患處之餘，復原的時間也會增長。

醫生處方消炎藥，符合了一般大眾對急性扭傷求醫的服務期望。生病當然要解藥；藥到了，病就會除。同樣的道理也在向跌打醫師求診時發生。敷藥時那股如沐春風的草藥味，彷彿在說服患者的腦袋，患處接受這些治療後就會痊癒。不論中西，只要包紮患處，處方拐杖輔助行走，就能減少患處積液，減低患處的痛楚。其實這些都是有科學根據的處理方法，而且患者的眼睛就是證據，同時可說服自己付出的診金是值得的。

原力覺醒
運動物理治療師
使用說明書

當發炎變成受害者

　　地表最強的消炎藥，當然是類固醇。當運動員在人生最重要的比賽前夕受傷，或者傷患突然發作影響賽前部署或比賽表現時，不論是口服、塗抹還是針藥，類固醇永遠是最後一刻的救星。類固醇的消炎效果之所以如此迅速，是因為它可以在患處無差別地抑制一系列和發炎程序相關的受損細胞本身、白血球、生長因子、酵素等的基因，防止進行發炎所需的生化程序。消除了紅腫痛熱的阻礙，運動員當然覺得身體狀況已回復正常，適合比賽之餘，可以更大力地繼續用自己的訓練方式摧殘自己的身軀。

　　然而，長期使用類固醇，令發炎的程序沒有開展，代表受傷的患處沒有進行過修補，沒能強化其韌性以繼續應付之後更大的訓練量。而且，類固醇也會抑制人體的抵抗力，因為白血球減少容易令身體受到不同程度的感染。另外，患者也會容易患上庫欣氏症候群（Cushing's syndrome）。庫欣氏症候群患者有體重急劇上升、水腫、皮膚變薄、血糖過高等症狀。耶魯醫學院 Beiner 醫生在實驗室觀察肌肉撞傷的情況，發現類固醇可以快速地在兩天內令肌肉恢復力量；一直到第七天開始情況就開始逆轉，肌力快速衰退；到第十四天肌肉纖維有嚴重退化狀況，同時新長出來的肌肉纖維紋理也亂七八糟。最令運動員聞風喪膽的，是長期服用類固醇會導致骨質疏鬆，令肌肉變得軟弱無力，這也解釋了歷年不少因為服用或注射過多類固醇造成肌肉或筋腱撕裂的個案。

COX 抑制劑

　　類固醇在控制筋肌損傷的痛症方面弊多於利，所以醫生和科學家都在尋找一些可以針對筋肌損傷生化反應的止痛藥。阿士匹靈（aspirin）、布洛芬（ibuprofen）等是第一代的非類固醇消炎藥（NSAID），可同時抑制 COX–1

及 COX-2 活動，然而其抑制 COX-1 的功能容易導致患者胃液分泌減少，造成腸胃不適，嚴重時更可能出現胃及十二指腸出血及潰瘍，也會影響腎功能。值得留意的是，一般有熱感或冰涼感的按摩軟膏和冬青油都含有水楊酸甲酯（methyl salicylate），是阿士匹靈的初期形式，亦曾經有濫用中毒的個案。

醫生和科學家於是想辦法找出一種只抑制 COX-2 活動的消炎藥，除了減少對胃膜的傷害，也盡量避免使用類固醇處理筋肌問題所帶來的併發症。其實撲熱息痛（paracetamol/acetaminophen），即是平時大家傷風感冒時服用的頭痛退熱藥也是 COX-2 抑制劑的一種，但由於它只能在中樞神經系統才能產生效用，不能用於肢體損傷或關節痛症，所以也不算是消炎藥。1991 年，化學家兼美國楊百翰大學（Brigham Young University）癌症研究中心前總監 Dr. Dan Simmons 在實驗室成功複製 COX-2，藥廠之後開始瘋狂研究其抑制成分，直至 1998 年的 Celebrex（香港譯名：痛博士；台灣譯名：希樂葆）及 Vioxx（內地譯名：萬絡；香港譯名：快確適；台灣譯名：偉克適）面世，成為了當時美國基層醫療和手術後最多醫生處方的其中兩種止痛藥物。但因為其藥性沒有抑制 COX-1，血管因此會收縮，體內的血栓素亦在發揮其影響力和功能。兩種酵素在體內失衡的狀況下，服用 COX-2 抑制劑非類固醇消炎藥的患者的血小板活動變得旺盛，也容易形成血栓，增加心血管疾病的風險。研發快確適的默克藥廠更因為臨床數據不佳而要即時回收所有產品並停止銷售，雖然隨後藥劑師 Gunter 等學者在其統合分析為 COX-2 抑制劑平反，指出除快確適外，其他 COX-2 抑制劑並未有特別增加用家患上心血管疾病的風險。與非指定 COX 抑制劑（即阿士匹靈和布洛芬等第一代的非類固醇消炎藥）比較，COX-2 抑制劑對用家構成的心血管疾病風險無大差別，但因為 COX-2 抑制劑的藥理會抑制各種和心血管及腎功能有關的 PGE2 分泌，過度服用始終會對健康構成風險。

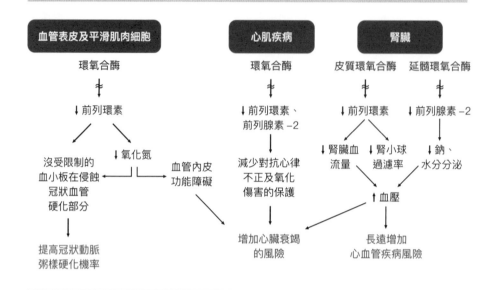

圖 3：環氧合酶（COX-2）對血管、心臟和腎臟的影響

COX-2 抑制劑是否必需？

運動創傷、骨科手術後和長期筋骨痛症應該使用非類固醇消炎藥，尤其是 COX-2 抑制劑嗎？

愈來愈多臨床和實驗室研究顯示，不同細胞組織的復原都需要 COX-2 酵素的轉化過程才能成事。前列腺素同時可以增加骨質增生和再吸收，COX-2 抑制劑則會同時減慢這兩項程序。多項實驗室研究結果顯示，在小動物受傷骨骼組織上用上傳統非類固醇消炎藥會令復原效果不理想；另一方面，若用上 COX-2 抑制劑，結果也沒有太大差異。骨科醫生 van der Heide 向髖關節置換術的患者處方非類固醇消炎藥，發現可以減少術後骨質異位增生的併發症，但因為在不同研究項目不能完全準確預測用藥後有沒有

骨質復原增生的狀況，也不能肯定消炎藥是否會減慢骨質增生，令新的骨細胞形成可以抓牢置換術植入物的新組織。

生化研究員 Bondesen 在她的實驗室研究也證明了 COX-2 催化 PGE2 的增生在肌肉損傷後的復原尤其重要，缺少 COX-2 催化的肌肉復原流程會大幅減慢增肌細胞的分裂，因此建議在肌肉拉傷後服用 COX-2 抑制劑時要特別注意。美國骨科醫生 Ghosh 在文獻回顧引述了首爾大學骨科教授及醫生 Oh 對 180 位接受肩膊旋袖肩筋腱修補術的病患進行的隨機對照試驗，發現用上 COX-2 抑制劑的病患筋腱再次撕裂的比率明顯比使用布洛芬（非類固醇消炎藥）和屬於鴉片類止痛藥的 tramadol（內地和香港譯名：曲馬多；台灣譯名：舒痛停）的患者高，可是術後服用 COX-2 抑制劑的病患在痛楚和術後關節功能上，與服用布洛芬和 tramadol 的沒有顯著差別。

醫學期刊總編輯兼骨科及創傷科研究員 Sauerschnig 也證明了在前十字韌帶手術後三星期服用 COX-2 抑制劑，PGE2 濃度會明顯降低，減慢接駁骨質密度復原和筋腱韌帶化的過程。但在術後六星期後，這兩項數據都開始迎頭趕上，和沒有服用 COX-2 抑制劑的控制組看齊。

不同的考科藍文獻回顧（Cochrane review）綜合了有關非類固醇消炎藥對各種筋骨症狀的療效的臨床研究。對於急性腰痛而言，非類固醇消炎藥的止痛效果只是稍比安慰劑和撲熱息痛優勝，未必適用於臨床上或應用於改善日常功能。至於對有長期腰背痛人士而言，其結果也是相同的，傳統非類固醇消炎藥及 COX-2 抑制劑雖然有稍佳的止痛效果，但和安慰劑比較，療效也不是明顯較佳。對坐骨神經痛的患者而言，非類固醇消炎藥的止痛效果和服用後的日常功能恢復也不是太理想。至於膝骨關節炎的療效方面，克羅地亞醫學系教授及研究員 Puljak 更警告相關研究大多有藥廠資助，分析結果時要特別小心。例外的是，非類固醇消炎藥對強直性脊椎炎的止痛、恢復功能等效果較明顯，甚至有一項研究證實用藥可以緩減脊椎的強直退化進度。

　　至於急性運動創傷的處理方法方面，「盡量避免任何消炎治療」是近年物理治療師大力向患者和運動員鼓勵的訊息之一。用藥與否，醫者和患者首先要知道，這些新傷舊患，是否真正處於發炎的狀態。這不是非黑即白，中間還有很多灰色地帶，例如筋腱的勞損性疼痛是發炎還是退化，科學家和醫者都還未有確切的共識。但以上的回顧也有端倪，不是所有筋肌勞損都和發炎有關。非藥物治療方法，例如物理治療，不一定會影響發炎進度，但其止痛功效亦不容忽視。不過病患決定是否下床走動，踏出康復第一步時，當刻身體的痛楚程度是最自然的首要考慮。

　　消炎藥雖然會短暫窒礙組織復原，但只要在止痛後停藥，不論在患處的發炎因子和生長激素水平，以及在日後的痛楚程度方面都沒有顯著差別。如何令患者回復受傷前的功能水平，甚至超越受傷前的體能，才是真正的治療目的。不同醫生、物理治療師、體能教練、按摩師和另類療法醫師提供的解決方案，亦應該以此原則去辨別成效，不建議患者長年累月做著同一種治療法，否則即使紓緩了痛症，但功能一直沒有改善。患者如果不肯定自己的肢體痛楚是否有發炎狀況，應該向家庭醫生及藥劑師查詢。

　　「小瑛，那麼你要不要止痛藥？」

　　「我應該不用怎麼吃的……但還是給幾顆我『看門口』吧！」她買下了可以保護腳趾的經典黃靴，希望那金屬鞋頭有足夠保護，令她不用撐拐杖。

Take Home Message

● 運動創傷和關節勞損的發炎過程，是康復的必經階段。

● 醫生處方的消炎藥分為類固醇和非類固醇消炎藥，兩者都以減緩發炎過程以達到止痛效果，令痛症得到紓緩，但要注意其不良反應和權衡輕重。

● 不是所有長期痛症都是發炎引起，所以消炎藥不一定對這些痛症有紓緩作用。

參考資料：

Bondensen, B. A., Mills, S.T., Kegley, K.M., Pavalth, G. K. (2004). The COX–2 pathway is essential during early stages of skeletal muscle regeneration. *American Journal of Physiology–Cell Physiology, 287*(2), C475–C483. https://doi.org/10.1152/ajpcell.00088.2004

Beiner, J. M., Jokl, P., Cholewicki, J., & Panjabi, M. M. (1999). The effect of anabolic steroids and corticosteroids on healing of muscle contusion injury. *The American Journal of Sports Medicine, 27*(1), 2–9. https://doi.org/10.1177/03635465990270011101

Coutinho, A. E., & Chapman, K. E. (2011). The anti–inflammatory and immunosuppressive effects of glucocorticoids, recent developments and mechanistic insights. *Molecular and Cellular Endocrinology, 335*(1), 2–13. https://doi.org/10.1016/j.mce.2010.04.005

Davies, J. A. (2008). Arachidonic acid. In S. J. Enna & D. B. Bylund (Eds.), *xPharm: The Comprehensive Pharmacology Reference* (pp. 1–4). Elsevier. https://doi.org/10.1016/B978–008055232–3.63337–9

Dubois B, Esculier, J–F. (2020). Soft–tissue injuries simply need PEACE and LOVE. *British Journal of Sports Medicine, 54*(2), 72–73. http://dx.doi.org/10.1136/bjsports–2019–101253

Enthoven, W. T., Roelofs, P. D., Deyo, R. A., van Tulder, M. W., & Koes, B. W. (2016). Non–steroidal anti–inflammatory drugs for chronic low back pain. *The Cochrane Database of Systematic Reviews, 2016*(2), CD012087. https://doi.org/10.1002/14651858.CD012087

Ghosh, N., Kolade, O. O., Shontz, E., Rosenthal, Y., Zuckerman, J. D., Bosco, J. A., 3rd, & Virk, M. S. (2019). Nonsteroidal anti–inflammatory drugs (NSAIDs) and their effect on musculoskeletal soft–tissue healing: a scoping review. *JBJS Reviews, 7*(12), e4. https://doi.org/10.2106/JBJS.RVW.19.00055

Gunter, B. R., Butler, K. A., Wallace, R. L., Smith, S. M., & Harirforoosh, S. (2017). Non–steroidal anti–inflammatory drug–induced cardiovascular adverse events: a meta–analysis. *Journal of Clinical Pharmacy and Therapeutics, 42*(1), 27–38. https://doi.org/10.1111/jcpt.12484

Harder, A. T., & An, Y. H. (2003). The mechanisms of the inhibitory effects of nonsteroidal anti-inflammatory drugs on bone healing: a concise review. *Journal of Clinical Pharmacology, 43*(8), 807–815. https://doi.org/10.1177/0091270003256061

Hinz B, Cheremina O, Brune, K. (2008). Acetaminophen (paracetamol) is a selective cyclooxygenase-2 inhibitor in man. *FASEB Journal, 22*(2), 383–90. https://doi.org/10.1096/fj.07-8506com

Kroon, F. P., van der Burg, L. R., Ramiro, S., Landewé, R. B., Buchbinder, R., Falzon, L., & van der Heijde, D. (2015). Non–steroidal anti–inflammatory drugs (NSAIDs) for axial spondyloarthritis (ankylosing spondylitis and non–radiographic axial spondyloarthritis). *The Cochrane Database of Systematic Reviews, 2015*(7), CD010952. https://doi.org/10.1002/14651858.CD010952.pub2

Medzhitov, R. (2008). Origin and physiological roles of inflammation. *Nature, 454*(7203), 428–435. https://doi.org/10.1038/nature07201

Oh, J. H., Seo, H. J., Lee, Y. H., Choi, H. Y., Joung, H. Y., & Kim, S. H. (2018). Do Selective COX–2 Inhibitors affect pain control and healing after arthroscopic rotator cuff repair? A preliminary study. *The American Journal of Sports Medicine, 46*(3), 679–686. https://doi.org/10.1177/0363546517744219

Puljak, L., Marin, A., Vrdoljak, D., Markotic, F., Utrobicic, A., & Tugwell, P. (2017). Celecoxib for osteoarthritis. *The Cochrane Database of Systematic Reviews, 2017*(5), CD009865. https://doi.org/10.1002/14651858.CD009865.pub2

Rasmussen–Barr, E., Held, U., Grooten, W. J., Roelofs, P. D., Koes, B. W., van Tulder, M. W., & Wertli, M. M. (2016). Non–steroidal anti–inflammatory drugs for sciatica. *The Cochrane Database of Systematic Reviews, 2016*(10), CD012382. https://doi.org/10.1002/14651858.CD012382

Robbins, C. B., Vreeman, D.J.,Sothmann, M. S.,. Wilson, S. L., Oldridge, N. B. (2009). A review of the long–term health outcomes associated with war–related amputation. *Military Medicine, 174*(6), 588–592. https://doi.org/10.7205/MILMED-D-00-0608

Rotunno, A., van Rensburg, A. C. J., Grant, C.C., van Rensburg, A. J. (2016). Corticosteroids in sports–related injuries: Friend or foe. *South African Family Practice, 58*(6), 28–33.

Sauerschnig, M., Stolberg–Stolberg, J., Schmidt, C. et al. (2018). Effect of COX–2 inhibition on tendon–to–bone healing and PGE2 concentration after anterior cruciate ligament reconstruction. *Eur J Med Res, 23*(1), 1. https://doi.org/10.1186/s40001-017-0297-2

Tacconelli, S., Bruno, A., Grande, R., Ballerini, P., & Patrignani, P. (2017). Nonsteroidal anti–inflammatory drugs and cardiovascular safety—translating pharmacological data into clinical readouts. *Expert Opinion on Drug Safety, 16*(7), 791–807. https://doi.org/10.1080/14740338.2017.1338272

van der Gaag, W. H., Roelofs, P. D., Enthoven, W. T., van Tulder, M. W., & Koes, B. W. (2020). Non–steroidal anti–inflammatory drugs for acute low back pain. *The Cochrane Database of Systematic Reviews, 2020*(4), CD013581. https://doi.org/10.1002/14651858.CD013581

van der Heide, H., Koorevaar, R., Lemmens, J., van Kampen, A., & Schreurs, B. (2007). Rofecoxib inhibits heterotopic ossification after total hip arthroplasty. *Archives of Orthopaedic and Trauma Surgery, 127*(7), 557–61. https://doi.org/10.1007/s00402-006-0243-1

Zarghi, A., & Arfaei, S. (2011). Selective COX–2 inhibitors: a review of their structure–activity relationships. *Iranian Journal of Pharmaceutical Research, 10*(4), 655–683.

1.2

急性痛症——
比賽期間的心靈考驗

　　小瑛腳趾撞到茶几，腳趾痛，但仍然可以上班。換句話說，小瑛腳趾撞斷了，雖然腳趾很痛，但痛楚敵不過八號颱風下的李氏力場，所以她仍然要準時上班。

　　痛楚其實是腦袋製造出來的產物，無形、無色、無味。國際疼痛研究協會（International Association for the Study of Pain, IASP）將疼痛定義如下：

「疼痛是一種與實際或潛在組織損傷相關的不愉快感覺和情感體驗，或與此相似的不愉快經歷。」

　　小瑛身上的，是實際的組織損傷。上文〈新傷舊患——要止痛，其實不一定要消炎〉提到痛覺受器（nociceptor）的刺痛感覺不是由損傷直接傳遞而來，而是需要經歷一連串周邊和中樞神經系統的處理，最後這些痛感刺激才作出刺痛這結果和反應。急性痛症的存在，是為了提醒人類當刻他們正受到實際或潛在的生理傷害。

　　皮膚是身體的第一道防線，長有不同種類的痛感神經，感受外來的不同刺激。這些刺激可以是：

一、物理相關——例如蚊叮、針刺或者是德州電鋸；

二、溫度相關——燙傷的可以是滾水和熱油，凍傷的可以是冰、雪或 Elsa 公主將所有東西變成冰雪的超能力；

三、化學相關——例如大婆向情婦潑的鏹水；

四、電流相關——主要是電擊或發錯誓的雷劈，但不包括遇上心上人的觸電感覺。

急性的第一痛和第二痛

這些痛感可以由個別或綜合的神經元操作，接到指令後，就會將訊息傳到脊椎神經。這些路徑有快有慢，一般來說 A delta 纖維傳速較快，C 纖維的傳速則較慢，但兩組訊息會互相重疊地傳到大腦，形成第一痛和第二痛。第一痛是指痛感訊息傳到大腦初級感覺皮層區（primary somatosensory cortex）的身體反應，痛感彷彿像針刺，也只停留在患處。例如當手指碰到滾燙的表面，需要第一痛的提示才能快速將手指縮開，讓我們遇到危險時迅速決定「攻擊」還是「逃跑」（fight or flight）。如果不想每一次都逃跑，就要像拳擊手要和不同的對手對練，才會熟練到遇到這些外來突襲時不會退縮，用條件反射回擊，這也是保護自己的一種方式。這主要是為了令傷者注意到患處有傷害，引導傷者做出任何可以協助傷患復原的行為和反應。

第二痛是訊息傳到大腦兩側的次級感覺皮層區（secondary somatosensory cortex）和前扣帶迴皮質區（anterior cingulate cortex），因而令傷者有灼熱、隱隱作痛的感覺。第二痛感傳導較慢，是因為當傷者受傷痛感受刺激時，大腦會翻箱倒櫃，尋找傷者有沒有相關的傷痛回憶；前扣帶迴皮質更和主導情緒的邊緣系統（limbic system）有連繫，也有認知、專注力和肢體動作控制的調控作用。所以，傷者有沒有遇過同樣的傷患，又或者傷者當時的情緒，都會影響當時第二痛的痛楚程度。

在正常的情況下，假設有人扭傷腳踝，第二痛楚會提醒傷者要減少患肢的負重。雖然走路會一拐一拐，但有助減少踝關節受到的壓力，幫助患處進行復原。但運動場上有一種有趣而奇怪的現象。網上流傳不少關於痛楚理論的迷因（meme）：「足球比賽裡的 90 分鐘，球員全程都在扮受傷；欖球賽事裡的 80 分鐘，球員全程都在扮沒事。」球迷會心微笑，內容農場就衍生一連串「足球對美式足球」、「足球對冰球」、「足球對一級方程式賽車」、「足球對環法單車手」等迷因圖片。總之，迷因圖片一邊是血流滿面的運動員仍然在詢問隊醫能否繼續比賽，另一邊是知名球會的大牌足球先生，被對手輕輕一踢後在草地上滾地喊痛得死去活來，眼淚卻沒有一滴的新聞圖片。

每次診症，我都和病患這樣說：「所有痛楚都是真實的。」第一痛在不同人的感受都大同小異，到第二痛才是身體最有趣的反應。大腦開始翻箱倒櫃的時候，足球員是這樣想的：我之前受過類似的傷患嗎？有的話，他會想上次傷患的嚴重程度，上次令他受傷的對手最後如何被裁判懲罰，還有當時球隊的勝負形勢，然後便知道自己有多痛，希望裁判「觀察」到事情的嚴重性，給對手一個下馬威。另外，足球員的出場費是根據底薪決定的，而且不論正選還是後備，都不容許球員換出再換入，所以一旦球員受傷到不能繼續作賽，球證會根據受傷球員的傷勢，對侵犯他的球員作出相關的懲罰。對球員來說，反正即使不能繼續作賽，出場費已經袋袋平安，當然樂意多一事不如少一事，至少博取一個對手犯規的一個罰球機會，接受因傷退場的安排。

欖球和單車賽事與足球就不大一樣。欖球員的出場費是看上陣多少節計算，可以全場上陣當然賺得最多。欖球員受輕傷可以先行換出讓醫生治療敷藥，然後在賽事後期再換入繼續比賽。單車比賽一旦因為發生摔車意外而未能完成賽事，就得不到自己夢寐以求的勝利，所以很多時即使摔到戰衣破了，屁股開花了，只要沒有骨折，只要是「皮外傷」，沒有傷到頭顱，神志仍然清醒且記得自己的名字、今日日期和身在何方，車手仍然會拼盡最後一

口氣向終點直衝。賽後車手被送往醫院時，往往才發現原來不同的肌肉筋腱撕裂了，甚至有骨折，情況就如黃蘊瑤在 2010 年亞運會摔車斷了肋骨後，仍然堅持繼續比賽，最後為香港隊拼回來一面亞運獎牌，現在提起仍為大眾津津樂道。

最嚴重的傷，通常都不是最痛的。

對，一般情況下，身體的反應會看外傷是否嚴重影響自己的生命安全。可是，在無數大型體育運動賽事中，勝負比是否受傷、是否有骨折，甚至生命安全是否受威脅更重要。

難以想像的痛

1996 年亞特蘭大奧運會，美國女子體操運動員 Kerri Strug 在女子團體賽事跳馬項目第一跳意外扭到腳踝，從電視轉播的畫面中可見她痛不欲生，肯定有多條韌帶撕裂甚至有骨折，下意識地用乞討的眼神向教練 Béla Károlyi 詢問可不可以退出第二跳。當刻美國隊的分數和勁敵俄羅斯不相上下，如果她退出，美國隊很大可能會將獎牌拱手相讓；如果她忍痛做第二跳，美國隊就差不多肯定可以鎖定金牌。教練是羅馬尼亞人，是曾在 1976 年蒙特利爾奧運會和 1980 年莫斯科奧運會做出「完美十分」的一代體操傳奇歌曼妮芝（Nadia Comăneci）的教練。在國際競技的運動場上，就算運動員的身體有多痛，只要教練認為你的痛只是腦海裡的想像，加上當時美國是奧運主辦國，全國的現場和電視直播觀眾的期望都投放在團隊的肩上，教練毫無懸念決定叫隊醫 Larry Nassar 為 Strug 纏上繃帶，繼續完成第二跳。因為踝傷，Strug 選擇單腳落地，我沒法想像，她從起跑到手掌擱在鞍馬上的衝刺中，每一步著地承受著多少痛楚。

凌厲有力的空翻令她有足夠的時間在空中完成動作，也如她的預料以單腳穩妥落地完成整個動作。觀眾的歡呼聲響遍整個場館，她的國家級任務也終於完成。她立即軟倒在地，需要由教練和隊醫抱起離場。到頒獎禮一刻，她仍然單腳站在頒獎台上，沒有拐杖，沒有輪椅，和隊友沉浸在美國國歌的歌聲和她們創造歷史的氛圍裡。

身為局外人我們不知道她的傷到底有多嚴重（聽說是斷了兩條腳踝韌帶），但這種「迎難而上」的精神成為了對美國當時的體操運動員的啟發，也傳遞了一個訊息給後輩——在人生裡最重要的比賽中，只要一息尚存，無論傷有多重，都不能成為退出比賽的理由。運動員要將自己的生命豁出去，爭取運動生涯的最大成就，這樣的犧牲比由頭帶到尾的壓倒性優勢更值得觀眾拍掌激勵。

Kerri Strug 在 2015 年 *The Huffington Post* 的訪問，重申當年若給她再選一次，忍痛作賽的決定仍然理所當然。翌年開始，陸續有運動員向美國體操總會、美國奧委會及聯邦調查局投訴教練 Károlyi 肉體及精神虐待，以及隊醫 Nassar 性侵運動員。事情慢慢發酵，發現自 1997 年已經有運動員作出相關投訴，但訓練營、Nassar 任職防護員的大學、體操總會甚至奧委會對投訴一致置若罔聞，直至雪球愈滾愈大，總共有過百個男女子體操運動員正式作出投訴時，聯邦調查局才立案調查。聆訊過後，Nassar 罪名成立，被判超過一生的監禁，訓練營也被迫關門大吉。

體操運動員在孩提時代就要離開自己的家庭進入訓練營，接受全職訓練。父母不能隨便聯絡運動員，這意味著運動員的價值觀完全由教練主宰，甚至扭曲成認為教練和隊醫為他們所做的一切都是正常、正確、不容置疑的。任何的挑戰和懷疑都會成為自己不能出賽和失寵的理由，所有訓練的努力都會付諸流水。所以，大部分運動員即使覺得教練太兇，隊醫的手遊走在

自己身體最私密之處，雖然自己也覺得事情有點不對勁，但為了奧運資格和站在頒獎台上接受全國人民的祝賀，他們都選擇啞忍。

　　除了兩屆奧運金牌得主西蒙·比拉絲（Simone Biles）。

　　2020（2021年舉辦）東京奧運，這名奧運冠軍在女子全能初賽裡因為凌空翻騰時腦袋忽然出現一片空白，最後以會影響她的比賽安全為由選擇退出決賽。Biles 的決定在新聞稿公開後受到千夫所指，雖然觀眾也知道這個在體操行內名為「twisties」的現象可以令運動員失去騰空控制，導致頭腦頸椎落地等致命傷害，但也沒有給予體諒，只覺得她沒有師姐 Kerri Strug 那麼堅毅不屈，不配做美國體壇的傳奇人物（Greatest of All Time, GOAT）。

　　如果法律的判決裁定教練和隊醫向運動員灌輸的價值觀是錯誤的，我們也應該反省 Kerri Strug 忍痛作賽這件事情，對運動員的長遠發展是否健康。Simone Biles 是 Nassar 性侵案其中一名倖存者，在 2016 里約奧運後被鋪天蓋地報道的醜聞，加上要在東京奧運衛冕的心理壓力，凌空翻騰遇上「twisties」其實不教人意外。觀眾總是期望運動員在奧運中的表現要像辛·康納利（Sean Connery）飾演的 007 鐵金剛一樣可以刀槍不入，可是現實是他們更像是丹尼爾·基克（Daniel Craig）飾演的現役 007 鐵金剛，也有脆弱崩潰的時候。Biles 代表了這個世代的運動員向大眾傳遞了新的訊息，就是若要做世人的榜樣，當自身的遭遇正在衝擊著自己的信念和價值觀，應該勇敢地說「不！」，緊守自己做人的原則，也要好好保護自己的肉體和精神健康。就正如 Biles 聯同其他性侵受害者拒絕美國奧委會和體操總會的和解賠償協議，因應美國眾議院在 2021 年訂立的新例，要求解散美國體操總會和美國奧委會。

　　Kerri Strug 在 1996 年奧運後旋即退役回歸校園，成為一名教師和聯邦政府公務員。她究竟是因為重傷而退役，還是有其他未曾宣之於口的原因我

們不得而知。她當年不惜以退役作賭注負傷完成比賽，為爭取奧運金牌而虐待自己的身體是對還是錯，每個人心裡都可以有不同的想法。運動員以為自己沒有選擇，其實身體的潛意識已經自動幫他們作出選擇，無論是爭勝的決心還是教練的權威，都可以抑制所有皮外傷，到獎牌拿到手，痛楚才迅速掩蓋勝利的喜悅，一切似乎合情合理，又或者只是將歪理強辯成真理。

　　人體另一有趣之處，是患處還未完全復原，痛楚可能已經消失；另一種情況是，當患處已經完全復原，那種隱隱作痛仍然久久揮之不去⋯⋯

Take Home Message

- 受傷時出現的急性痛症，往往最傷的不是最痛的，因為大腦會自動辨認周遭環境哪裡是最危險，然後以迅雷不及掩耳的速度決定要逃難還是要反擊。

- 第一痛是身體對即時威脅的迅速反應，第二痛是根據傷者過往的痛楚經歷，經大腦調節後形成。

- 在運動競賽，運動員常常壓抑急性痛症，或構成日後對運動員的長遠影響。

參考資料：

Dam, T., (2021, Oct 14). Gymnasts urge Congress to remove U.S. Olympic committee's directors. *Axios.com*. https://www.axios.com/gymnastics-sex-abuse-scandal-us-olympics-7f2c75b9-b509-446e-a6a2-5f49aef57712.html?utm_source=facebook&utm_medium=social&utm_campaign=editorial&utm_content=politics-gymnasts&fbclid=IwAR2AR84t-0udztZK2ujhT9y8sUP6Mr3APFejt2JE3GliyBJHD9I5FMvGS3s

Johnson, Q., Borsheski, R. R., & Reeves-Viets, J. L. (2013). Pain management mini-series. Part I. A review of management of acute pain. *Missouri Medicine, 110*(1), 74–79.

Larson, T. (2020, Jun 6). Kerri Strug was an Olympic hero. Netflix's *Athlete A* asks: At what cost? *Esquire.com*. https://www.esquire.com/entertainment/tv/a32979628/kerri-strug-athlete-a-usa-gymnastics-ankle-injury-scandal/

Orenstein, H. (2021, July 31). We celebrated Kerri Strug's sacrificial vault. Now we know better. *Bustle.com*. https://www.bustle.com/rule-breakers/simone-biles-kerri-strug-vault-injury-mental-health

Ploner, M., Gross, J., Timmermann, L., & Schnitzler, A. (2002). Cortical representation of first and second pain sensation in humans. *Proceedings of the National Academy of Sciences of the United States of America, 99*(19), 12444–12448. https://doi.org/10.1073/pnas.182272899

Tennant, F. (2013). The physiologic effects of pain on the endocrine system. *Pain and Therapy, 2*(2), 75–86. https://doi.org/10.1007/s40122-013-0015-x

1.3

如何將新傷變成舊患——
慢性痛症複雜到你不能想像

小瑛的腳趾沒有痛楚了，她估計傷患已經痊癒，應該不用回骨科醫生那邊覆診了，怎料診所護士提醒她，腳趾骨折六至八星期後要好好照一張X光片，確定接骨處沒有移位。

令物理治療師頭痛的兩種患者

經歷運動創傷後，傷者會因為痛楚而改變原來的動作模式；簡單點來說，即是避重就輕。然後，這類患者會分成兩種——一種會每天都測試自己身體的底線，直至做同一件事，身體的回應是疲倦和痠軟，彷彿就表示傷患已經不再是持續運動的阻礙，自以為痊癒；另一種則很在意傷患未好，即使患處不痛也不敢回復以前的運動量，遲遲不敢「亂動患肢」，結果衍生而來的補償動作令身體出現其他勞損。

這兩種人都令物理治療師非常頭痛。第一種人將自己推到懸崖邊緣，像貓一樣算著自己有多少條命，實在是極限運動的人材。數年前國家地理頻道拍攝攀山家艾力克斯・霍諾德（Alex Honnold）徒手挑戰美國加州優勝美地國家公園（Yosemite National Park）那3,000呎高的垂直花崗岩「酋長岩」（El Capitán，蘋果電腦第12代作業系統以此命名，登入畫面也用上此山的照片），這壯舉後來被拍成紀錄片《赤手登峰》（*Free Solo*），當年橫掃

多個獎項，包括奧斯卡最佳紀錄片。酋長岩可以說是攀登者們的殿堂，很多攀山愛好者都想終有一天可以成功攀登。垂直的表面沒有真正可以給攀山者抓牢的地方，攀山者必須很清楚攀爬的路線，若然走錯一小步，因為他們沒有縛上安全繩纜，接著的就是死亡。紀錄片拍到 Alex Honnold 在準備期間從人工攀岩牆摔了下來。X 光顯示他的腳踝有骨折。醫生當然建議他休息至傷患復原，骨頭長牢了才開始繼續訓練，他聽到醫生建議時的臉部表情簡直是「世界級」，那種不以為然的臭臉不禁令人想揍他一頓。他的女朋友 Sanni 的擔心都寫在臉上，眼神也透露著她希望男友不要再玩弄生命。

女友的擔心絕對是多餘的。當刻有亞氏保加症特質的 Alex，腦海只想著如何繼續他的攀登酋長岩計劃，心思自然沒多放在如何康復上。紀錄片甚至拍到他的腳踝還要穿著高筒塑膠腳托繼續攀登訓練。儘管他因為要穿腳托，活動幅度有所限制，但也無阻他繼續訓練。似乎那可憐的腳托會比他的腳踝更早在這樣的「訓練量」下斷掉。

很多觀眾問他：「你感到痛嗎？」這條問題的本質差不多等於問他：「你攀上山時會否有一刻恐懼自己會摔死？」正如國際疼痛研究協會對痛楚的定義中所說，痛楚有生理和心理的體驗，Alex 在腳踝受傷後持續攀登時，那半斷不斷的韌帶和骨頭或許會發出哀嚎，但他的腦袋會自動將這些痛感消音滅聲。

腦袋是個好東西，每人都要有一顆。想像一下，如果他在懸崖上有一絲恐懼，腳痛和死亡的比較之下，腦袋還是會知道分寸的，讓自己先選擇生存，才會有空間去研究自己是否有腳痛。

「痛是難免的，苦卻是甘願的。」（Pain is inevitable. Suffering is optional.）

原句出處已佚，遠至達賴喇嘛，近至村上春樹，加上被翻譯人員多番闡釋，已經成為不同人心中的哲學。

美國物理治療師 Dahlquist 在 2015 年公佈了一份業餘單車隊的問卷調查報告，發現 68.7% 的受訪者在騎車時有痛楚情況，65.1% 有痛症一年或以上；痛楚程度以 10 分為滿分，平均為 4.8 分，大概就是騎車時產生的腎上腺素也不能抑制的程度。但是，他們填寫那份問卷時，表示他們會選擇忍受這些痛楚繼續騎下去。

另一項精英運動員的問卷調查亦顯示，超過 75% 的受訪者即使有筋肌痛症，但他們為了愛，為了責任，或者因為窮困，都會選擇繼續比賽。

另一邊廂，每天有不少長期痛症的患者只是從床上走下來已舉步維艱。有些用盡吃奶之力去到急症室，只求專科醫生一枝仙鶴神針；有人不惜熬著顛簸的車程去到診所躺在治療床上，為的就是他們認為有神奇效用的治療床，或者那些彷彿發出神奇能量的儀器，可以令他們得以痊癒。錢和時間花光了，未有達到他們預期的效果，到治療室做治療的行為卻成了癮，不能自拔，更形成一種新的恐懼，害怕一旦停止「治療」就會令痛症惡化。現今的物理治療師都會鼓勵患者多做運動，但患者害怕運動會令「傷勢」惡化，遲遲不敢行動。所有治療策略因而變得保守，病患捲進自己設下的漩渦，雖說醫者可因此而多了穩定的收入，但總會感到自責，懷疑自己所做的事情是否真正幫到病患。

痛症的生理反應

當醫護人員打開有關痛症醫學的教科書，往往會被教科書上縱橫交錯的生理學名詞嚇怕。痛症的生理反應橫跨腦神經系統、內分泌系統和免疫系統

等。縱使學者和插畫家出盡辦法將這些生理現象拆解，但因為其因果關係比電視劇集的人物關係圖更加混亂複雜，不少醫護對於這個課題也感到頭痛。

簡單來說，筋肌痛症可以來自真正損傷發炎所觸發的痛感（nociception），通過不同機制經脊椎傳到大腦。其病因可以是周邊的神經因為發炎腫脹受壓，或者受傷機制有拉扯撕裂神經的神經病變痛（neuropathic pain），當中最棘手的，是脊椎和中央神經因為不同的生理演化所導致的中央敏化（central sensitization）。此兩類患者的患處在同一程度的痛感刺激下除了會有痛楚，還會出現痛覺過敏（hyperalgesia），即使輕輕的觸碰也會反應成痛症，即所謂的輕觸痛（allodynia）。患有中央敏化的筋肌關節痛病人，除了本身痛症部位的痛楚程度比一般人強烈外，物理治療博士 Nijs 表示他們感到的痛楚範圍也會毫無章法地擴大，全身其他部位對痛感的反應會異常靈敏，也會連帶出現一些和筋骨痛症無關的過敏症狀，例如對光線、氣味的過敏反應，因為精神壓力而出現專注力及記憶力減退，或者睡眠失調等。

如果只是單純有痛感，醫生一般只會處方撲熱息痛或者非類固醇消炎藥。然而，如果醫師發現病人有神經元或者痛症敏化的症狀，就會考慮處方如加巴噴丁（gabapentin）、普瑞巴林（pregabalin）等抗癲癇抗焦慮藥物。醫生一旦處方這些藥物，就表示接下來病人的療程不止是醫治有問題的患處，痛症也不會因為患處結構的復原自然消失。一般被動式的物理治療法，尚且可以透過神經鬆動術去改善神經線受到壓迫而產生的神經元痛症，但不大可能紓緩已經中央敏化的過敏和輕觸痛。

過敏痛和輕觸痛會令長期痛症病人產生對活動患處的恐懼，大大限制自己的活動能力，造成生活上種種不便，甚至變成殘疾。

慢性痛症的八堂課

南澳洲大學物理治療系教授 Lorimer Moseley 就慢性痛症的理論和應對方式提出以下理論和建議：

一、痛症是腦袋賦予身體的防衛機制

如前文〈急性痛症——比賽期間的心靈考驗〉所述，身體感到痛楚與否，反映了該器官或組織是否健康，或其功能有沒有受到威脅。痛症產生，可以提示患者要觀察有沒有外來刺激會令身體感到超負荷而產生痛症，及早遠離各種刺激，免受更多傷害，促進復原。

二、痛楚程度和身體的受損程度不一定是直接和線性關係

日本皆川醫師率領醫護人員到一個鄉郊村落進行健康普查，從六百多名村民的肩關節超聲波掃描可見，50 歲以上並照出有旋袖肌撕裂的人士當中，有超過 50% 沒有任何痛症，而 60 歲以上並發現有撕裂而沒有痛症的個案更超過 60%。美國的國家隊精英排球員的季前普查也顯示，他們接近 90% 有不同程度的旋袖肌撕裂或者盂唇軟骨撕裂，但他們仍然能承受高強度訓練和密集的比賽週期。南非開普敦有醫生發現多名板球投手有不同程度的腰椎壓力性骨折，甚至有「骨枯」（骨骼缺血性壞死，avascular necrosis）不能癒合的現象，但他們沒有任何痛症需要尋求專業醫護協助。

而另一方面，在骨科醫生和物理治療師的診所內卻每日都充斥著不少痛到生不如死，但在照片上看不出丁點端倪，又或者那些「退化」未嚴重到醫生認為值得開刀的可憐患者。更痛的是，他們未必是要把痛症治癒，只是想找一個答案，一個解釋，解釋為何他們的人生會這樣糟糕。

三、痛楚的作用，是用來保護自己避免受到更多傷害

手指被熱水燙到的時候，同樣的傷患，同樣的痛感訊息傳到大腦，結他手感受到的痛比一般上班族多很多。這是因為結他手的日常練習增加了手指頭對刺激的反應，提高了結他手對手指功能在他們的生活和生命的重要性的認知，令他們深明受傷會影響工作和收入，與上班族相比，手指頭對結他手來說重要得多。腦袋處理過這些痛感訊息後，會提高手指的痛楚程度，令結他手能夠提早脫離危險。

一般不大嚴重的踝關節扭傷，需要六至八星期才能令牽涉到的軟組織復原。但同時，站立走路將體重壓在腳踝的痛楚，可能三五天就已經消除了。或許即使傷患未完全康復並繼續向腦袋傳遞痛感訊息，但腦袋收到這些訊息都會自動將它放到「垃圾郵箱」。「難道腳痛就不用走路？那麼如何從睡房走到廚房煮泡麵呀？這會餓死的哦。」這或許也解釋了，為何不少急性腰痛的病人明明在約診電話裡喊著說痛楚嚴重到下不到床，卻有辦法從家中睡房爬到中環某商業大廈的物理治療中心求診。

四、危險訊息重要，但它賦予的意義更為重要

小珍是某個著名偶像的超級粉絲，但她有長期腰痛，彎不下腰。有天她逛街時，見到一張別人不小心留下的偶像閃卡掉在地上，她奮不顧身地撿回家好好收藏，腰痛好像突然消失了一樣。如果換著是其他名人的閃卡，就不能保證會有同樣的「治療」效果了。

試試想像這個畫面：同一張顯示有腰椎退化的照片，兩位醫生向同一位病人解釋時，各自用不同的字眼和語氣，你認為以下哪一種情況會令病人覺得比較痛？

醫生Ａ：「照片出來，顯示你的脊椎有退化。你看？這些軟骨都變薄到令骨頭和骨頭撞在一起了，我真的不知道五年、十年後會不會壓到馬尾神經，令你大小便失禁，要開刀動手術……（下刪一千字）」

醫生Ｂ：「照片出來了……哦，是有點勞損退化。但是呢，已經到這樣的年紀了，誰沒有退化？說不定我這個沒腰痛的去照一張片，我的退化可能比你還要嚴重呢！我還不是坐在你面前看診？哈哈哈哈哈……」

面對未知的恐懼，會令痛楚加劇。我懇請各界醫護，為了病人的生活質素，勒住自己的舌頭，不要做恐怖分子。

五、面對痛楚，我們的的腦袋有超強的學習能力

痛楚是欺善怕惡、得寸進尺的。在不少情況下，人一旦遇上痛症，就會一直迴避那些引起痛症的動作，以小珍的個案為例，除非閃卡上印著的是她的偶像，否則她不會胡亂彎腰甚至跪下。如果她一直沒有遇上偶像的閃卡，她就會慢慢失去下蹲的能力，因為痛症會持續提醒小珍，蹲下是一件萬萬不能做的事。另一種人會選擇「和慢性痛症共存」，令一個人的動作和認知完全因為痛症而改變。他們明知道動作會引起痛楚，但總會測試自己的底線，感到痛楚時會心安理得；若果沒有痛楚，反而覺得渾身不自在。

不過，面對痛楚，我們的腦袋有超強的學習能力，我們可以利用這種學習能力，逆轉長期痛症對人的影響。例如，如果在痛楚前，我們顯示得懦弱，痛症就會拖我們的後腿，令產生痛症的筋肌負荷愈來愈少；如果我們知道這只是一種和實際損傷沒有太大直接關係的生理反應，身體其實是可以慢慢適應在同樣的負荷下產生較少的痛楚反應。久而久之，同一個動作就不會產生痛症，加上沒有任何實際筋肌損傷，那就是眾望所歸的痊癒。

六、現代科學可以提示患者不同的解決方案

　　世界衛生組織有定期的報告計算和排列不同疾病對醫療系統產生的負擔，而醫療負擔的計算方法是根據該症的死亡率和失能調整生命年（disability-adjusted life year, DALY）來做指標。換言之，身體活著不等於真正活著，例如腦退化症患者在晚年時，即使他們有呼吸有心跳，卻沒有靈魂，在這計算方法下也會被扣減調整生命年。

　　在 1990 年代，傳染病一直排在前列位置，到 2019 年，在同樣的計算方法下，非傳染病，尤其是各種慢性筋肌痛症，已經在世界各地的醫療系統造成和糖尿病與心血管疾病同等的負擔。

　　這是因為慢性筋肌痛症比以前嚴重嗎？不，只是以前的年代，甚至現在的老一輩，若果因為工作關係有筋肌勞損，都選擇置之不理，認為「熬熬下」就會自然好。但近年慢性筋肌痛症受到人們愈來愈多的重視，認為值得花更多的資源去醫治。有趣的是，普遍以為這只是發達國家的問題，但調查發現，即使發展中國家都用上愈來愈多的資源去處理國民患上慢性筋肌痛症的問題。

　　現時醫學界處理長期慢性筋肌痛症，一般會由生理、心理、社交三方面著手。

　　生理方面，是筋骨和神經線的實際損傷，包括發炎、退化等的指標。心理方面，是自己對痛症的知識、想法、信念、感受和情緒。社交方面，是和身邊的家人、同事與朋友的關係、社會對疾病的普遍認知（有時還有刻板印象）和可以投入治療疾病的資源。

這些因素環環相扣。例如，有研究發現愈低學歷的肩膊慢性痛症病人愈會感覺痛楚，也有人研究為甚麼職業運動員普遍都投入海量資源來處理一般大眾認為「熬熬下」就會好的筋肌痛症。了解這些因素對慢性筋肌痛症的影響，有助處理問題的根源，而且患者投入正常生活時會更得心應手。

七、知己知彼，百戰百勝，要告訴自己甚麼動作才是最安全的

當痛症發生時，腦袋會否在分析是甚麼原因令你有痛楚嗎？

我曾經遇過不少病人，他們只懂跟醫生和治療師說，不知道有甚麼事情、動作或環境引起他們的痛症。這種病人就算到診所求診，也是棘手的個案。因為病人不懂痛症的規律，又以為醫生和治療師可以貼身追蹤他們的日常生活去找出引起痛症的原因，但事實是治療師要將日常所有有可能引起痛症的動作全部考量一遍，才有機會找出影響痛楚程度的關鍵因素。

有一位女士曾經有長期頸椎痛，頸椎神經線受壓，嚴重到要醫生動手術將狹窄的神經管撐開。術後她過上好幾年好日子，但脖子突然有一天又痛得一發不可收拾，肌肉繃緊得將原本凹進去的脊椎弧度都拉直了，麻痺狀況又再引致掌心肌肉萎縮。她曾經接受過長期術後物理治療，將頸椎繃緊的肌肉用手法及儀器放鬆，但畢竟治療師沒可能繼續跟蹤她走出物理治療門診部後的情況，所以沒辦法解釋這些肌肉為何會長期維持繃緊狀態。

按女士的說法，因為身體有多處不同種類的痛症，聽說有氧運動可以幫助紓緩痛症，她便每天堅持兩小時健走。在物理治療門診部，沒有人會特意為頸椎病病人看步姿，因為大家都不相信步姿會引起頸椎痛。直至她走上跑步機上用「谷歌地圖」建議的每小時四公里的速度行走，終於發現她那有趣的步態。

制服隊伍步操動作中,「左手左腳」同時同方向擺動除了令人走起來像機器人,也會令身體難以平衡。正常人走路,會以「左手右腳」、「右手左腳」的方式擺動,以保持身體在左右擺腿時的平衡,肩膊也會順應重心轉移而轉動,因為身體有擺動動作,頭顱在正常狀況下要和肩膊轉動成相反方向,以確保目光仍然可以注視前方,留意到周圍的環境,也可以減少頭顱不必要的位移而刺激內耳形成耳水不平衡的問題。

她健走的時候,頭顱和上半身像鐵板一塊向同一方向搖擺,只靠著眼球轉動去注視前方。難怪之前的物理治療師做完放鬆後,她頸椎的肌肉不到兩天就回復繃緊。

她的身體潛意識認為,健走時轉動頸椎的動作會令頸椎受到損害,所以轉不得。

原本解決她的問題的方法很簡單:只要將頭顱用目光注視的方式固定好,然後主動將肩膊轉開,就能做到非常到位的頸椎肌肉伸展,怎料事情不是那麼簡單。

她的視線根本不能聚焦,更遑論要將頭顱固定在特定位置。跟進治療裡,我用雙手抓住她的頭顱,逼迫她的軀幹在辦公室旋轉椅上轉動——她得到前所未有的放鬆和伸展,但每次當我想放手,她的脖子就不聽使喚。

她恨不得把我的手斬下來拿回家把頭顱固定好。

反覆嘗試過好幾節後,我們才找到一個解決方法——將泡沫軸頂在後腦勺,逼迫她的頭顱要固定,後頸肌肉要使勁,她終於可以伸展她十年來伸展不到的肌肉。

翌日她的脖子痠軟到不行，但她沒有抱怨這個「物理治療界恐怖分子」（physio-terrorist），因為她終於找到一個可以搔到癢處的康復運動了。

這些自覺，有人久病自醫，無師自通，例如普拉提運動創辦人 Joseph Pilates，或者演藝人員推崇的「由動作引發身體的自覺」（Awareness through Movement）——由柔道教練及物理學家 Moshé Feldenkrais 提出的理論和康復運動[1]，甚至中式的太極拳和八段錦，現在仍是不少專業人士處理痛症時的「武林秘笈」；有人要尋尋覓覓十數年，才找到幫他們找到答案的醫師，而這些醫師亦因此升上神枱。有時，這些問題像一道一直推不開的門一樣，其實可能只要輕輕一拉，它就會自然打開。

八、運動是慢性痛症最便宜及最佳的解藥

不少感染過新冠肺炎，或者打過相關疫苗的人都有這樣的經歷：他們感到異常疲倦，倒在床上睡個三天三夜，然後睡到腰痛。因為染疫或者疫苗的關係，整個身軀都特別重，連進廚房泡個杯麵的力氣都沒有，躺在床上，腰卻愈來愈痛。但當到了第七天又要再做檢測，或者吃厭了隔離膳食，終於鼓起勇氣走到廚櫃找個米芝蓮加持過的日式即食泡麵時，發現原來只要鼓起勇氣離開那張教人愈睡愈痛的床，腰痛就會不治而癒，或許熱湯的香氣可以鎮靜痛感神經。

你或許已經聽過無數人靠著重訓、瑜伽、普拉提、泰拳、跑步、八段錦、太極等數之不盡的運動方式改善自己的長期痛症。除了很多不同的專家都提及過運動可以促進患處的復原，提升安多酚等影響痛感神經運作的內分泌外，更重要的是，運動可以為患者建立自己的支援網絡。

1　Moshé Feldenkrais 因為自己一次工傷觸及膝傷舊患，被醫生診斷需要置換人工關節。他拒絕了醫生的建議，利用他作為柔道教練的運動知識，加上物理理論自創「由動作引發身體的自覺」。這理論由原本治理長期筋肌痛症，變成不少運動員和表演藝術工作者調整身體動作流暢度和效率的運動理論和模式。

生理、心理和社交三大方面的全面支持之下，患者即使未必可以完全不感到痛楚，但最少可以提醒自己，有哪些患處需要真正休息，同時也要預防因為長期痛症而失去日常活動功能，因而衍生其他健康問題。物理治療師的角色就是在一連串和患者的對話中，分辨哪種痛楚需要迴避，哪種痛楚雖然存在，但患者仍然可以持續活動。精英運動員雖然大多有靈敏的身體自覺，在傷患期間，不論痛楚有多嚴重，訓練量有多少，都會向治療師「打卡」，就像訓練後和教練回顧訓練成果，確保自己的進度能在下一個比賽得到甚麼成績。

但沒有物理治療師隨傳隨到來照顧的平民百姓，遇上傷患和痛症時，要到多嚴重才要到診所或醫院求診？那就要聽聽下一個故事。

參考資料：

Bentley, N., Awad, A. J., & Patil, P. G. (2018). Physiology and pathophysiology of chronic pain. In E. S. Krames, P. H. Peckham & A. R. Rezai (Eds.), *Neuromodulation* (pp. 565–573). Academic Press. doi:10.1016/b978-0-12-805353-9.00043-7

Dahlquist, M., Leisz, M. C., & Finkelstein, M. (2015). The club-level road cyclist: injury, pain, and performance. *Clinical Journal of Sport Medicine: Official Journal of the Canadian Academy of Sport Medicine, 25*(2), 88–94. https://doi.org/10.1097/JSM.0000000000000111

Engel, G. L. (1977). The need for a new medical model: a challenge for biomedicine (PDF). *Science, 196* (4286), 129–36. doi:10.1126/science.847460.

Hacken, B., Onks, C., Flemming, D., Mosher, T., Silvis, M., Black, K., Stuck, D., & Dhawan, A. (2019). Prevalence of MRI shoulder abnormalities in asymptomatic professional and collegiate ice hockey athletes. *Orthopaedic Journal of Sports Medicine, 7*(10), 2325967119876865.

Lateef, H., & Patel, D. (2009). What is the role of imaging in acute low back pain? *Current Reviews in Musculoskeletal Medicine, 2*(2), 69–73. https://doi.org/10.1007/s12178-008-9037-0

Lee, C. S., Goldhaber, N. H., Davis, S. M., Dilley, M., Brock, A., Wosmek, J., Lee, E. H., Lee, R. K., & Stetson, W. B. (2019). Shoulder MRI in asymptomatic elite volleyball athletes shows extensive pathology. *Journal of ISAKOS, 2020*(5), 10–14.

Millson, H. B., Gray, J., Stretch, R. A. et al. (2004). Dissociation between back pain and bone stress reaction as measured by CT scan in young cricket fast bowlers. *British Journal of Sports Medicine, 38*(5), 586–591. http://dx.doi.org/10.1136/bjsm.2003.006585

Minagawa, H., Yamamoto, N., Abe, H., Fukuda, M., Seki, N., Kikuchi, K., Kijima, H., & Itoi, E. (2013). Prevalence of symptomatic and asymptomatic rotator cuff tears in the general population: From mass-screening in one village. *Journal of Orthopaedics, 10*(1), 8–12. https://doi.org/10.1016/j.jor.2013.01.008

Nijs, J., Goubert, D., & Ickmans, K. (2016). Recognition and treatment of central sensitization in chronic pain patients: Not limited to specialized care. *Journal of Orthopaedic and Sports Physical Therapy, 46*(12), 1024–1028. Movement Science Media. https://doi.org/10.2519/jospt.2016.0612

Teixeira, R. N., Lunardi, A., da Silva, R. A., Lopes, A. D., & Carvalho, C. R. (2016). Prevalence of musculoskeletal pain in marathon runners who compete at the elite level. *International Journal of Sports Physical Therapy, 11*(1), 126–131.

Vos, T. et al. (2020). Global burden of 369 diseases and injuries in 204 countries and territories, 1990–2019: a systematic analysis for the global burden of disease study 2019. *The Lancet, 396*(10258), 1204–1222. https://doi.org/10.1016/S0140-6736(20)30925-9

Wollaston, S., (2019, Feb 26). 'It's sort of the extreme'：Free Solo's Alex Honnold on rock-climbing without ropes. *The Guardian.* https://www.theguardian.com/sport/2019/feb/26/free-solo-alex-honnold-climb-el-capitan-without-ropes-interview

物理治療「兩餸飯」

一天，我在體院工作時，收到一通來自體操館的電話，教練說有運動員受傷，要求體院診所派人支援。

「是甚麼傷患？」

「她剛從高低槓摔下來，扭傷了膝蓋和腳踝。運動員清醒，看來沒有生命危險。」

手機不離身的物理治療師

不少教練以為，體院診所對運動員的支援，就像一所 24 小時的急症室一樣。我和不少同事連晚上睡覺都會手機不離身，這是因為除了自己所在的地方以外，同時間有不少運動員在海外不同時區比賽，當他們不幸遇上倒楣事也可以即時聯絡我們。孤身在外，言語不通，更遑論當地醫護會對他們的傷患做甚麼檢查或診斷，所以他們往往會在焦急之際，不管治療師所在的時區是否三更半夜，都希望立即得到專業意見。有多少個熟睡的晚上，治療師被這些電話吵醒，然後在緊接的早上召喚運動員所在地的相熟醫生，用特快通道做檢查，了解傷患的嚴重程度。

體院的診所雖然有做心肺復甦的「點心車」，有為筋肌損傷初檢的超聲波檢查儀器，但從來沒有檢查筋骨創傷的 X 光、磁力共振，或者驗血用的實驗室設施──每年體院都有為運動員購買意外醫療保險，每當運動員需要這些檢查，就會動用保險賠償支付他們到私人診所檢查的費用。如需動手術，相關費用也會申請保險賠償，不足的部分就需要由運動員自掏腰包支付。

　　當日治療師聽到電話也心知不妙，建議他們去就近的醫院急症室求診，雖然可能要待在急症室十數小時，最少他們可以在同一天知道傷患的嚴重程度。

　　不過教練仍然十分堅持體院的醫護先給運動員做檢查。他們知道體院醫護人員特別懂得回答「能不能夠練習？」、「是否能趕及某個重要比賽的日子，以最佳狀態出戰？」等問題。教練們最關心的問題，很多時候都不能從急症室醫護得到他們滿意的答案。又或者，他們心中或許已經早有答案，看診和被看診的都已看穿，只是看誰敢在這場合狠狠地說穿真相。

甚麼時候應該去急症室

　　在世界各地，急症室服務都是珍貴的醫療資源。香港急症室非合資格人士每次診症需要支付港幣 1,230 元，但按 2019 年計算，真正成本早已經超過港幣 1,500 元，而且還未包括救護車的費用。根據台灣高雄市消防局公告，如果患者的狀況經救護員評估後被評定為非緊急，或者患者指定救護車送往指定而非最接近出事地點的醫院的話，消防局會向患者收取新台幣 1,700 元（執筆時折合約 475 港元）的費用。英國律師行 Hudgell Solicitors 估算英國國民醫療（National Health Service）每次在急症室診療的成本[1]，

1　https://www.birminghammail.co.uk/news/uk-news/how-much-costs-visit-ae-17677561

就算不需要專科醫生診治，都需要約 419 英鎊（折合約 4,450 港元），需要住院一晚的話，成本就會飆升至約 722 英鎊（折合約 7,669 港元）。

然而，和香港的情況差不多，英國到急症室求診的個案中，其實有差不多九成都可以在聽取藥劑師和救護員的建議後，做簡單急救就可以安全返家。但得到這個答案之前，病患可能需要在長廊上等上好幾個小時。

相信不論是運動員還是普通人遇上筋肌痛症時，腦海都曾閃現過這價值一百萬的問題：應該找甚麼專業醫護人員幫忙？

在關德興師傅全盛時期主演《黃飛鴻》系列電影的年代，一般人只會想到要去跌打醫館。近年有病人告訴我，若果跌打醫師覺得病患有骨折，也會叫他們先到西醫照 X 光，以確定傷勢不涉及要動手術糾正的適應症才開始治療。醫師知道扭傷要「正骨」，將有錯位的關節糾正、敷藥消炎、提高患處消腫，這些都是恰當的事，對症下藥加上手法治療，不出三兩天就消腫痊癒，然後快樂地生活下去的大有人在。物理治療師學長們有好一段時間都嫉妒跌打醫師，因為在香港和新加坡，物理治療師的執業範圍內是不可涉及處方藥物的。可是跌打醫師則好像沒有這種限制，而且收費比物理治療便宜，也不需要註冊醫生的轉介。

不少病人都問我們：「為甚麼看物理治療師需要醫生轉介？」

物理治療轉介的起、承、轉、合

根據香港物理治療師管理委員會頒佈的《註冊物理治療師專業守則》〈第 III 部：可導致紀律研訊的違法行為或專業上不當行為〉：

13. 與醫務及其他健康護理專業的關係

13.1　一般而言，由物理治療師診斷或治療的病人，應是由醫生或根據香港法例第 343 章診療所條例第 8 (1) 條獲得豁免的診療所的註冊人士轉介，或是其直接醫治中的病人。

13.2　在緊急情況及某些情況下，物理治療師可能需要向非轉介的病人進行治療，惟在該等情況下，物理治療師必須確保所作的診斷或治療是絕對局限於物理治療從業員曾受訓練從事的工作。

13.3　在任何情況下，物理治療師均不應聲稱以自己的訓練、經驗或其他技能可獨立提供治療。

13.4　以上各點只用以說明物理治療師在這方面必須遵守一般習慣上的行為守則。

而台灣的《物理治療師法》第十二條（2）更明確表示：

物理治療師執行業務，應依醫師開具之診斷、照會或醫囑為之。

在台灣，根據法例規定，物理治療師的執業地點必須是醫療機構、物理治療所、經主管機關認可必須聘請物理治療師的機構。在治療師為對象服務之前，服務對象必須先得到醫師診斷、照會或醫囑。

追溯物理治療發展的開端，它從一開始就不屬於醫療系統中的第一線醫護人員。「醫學之父」希克波拉底（Hippocrates）曾提倡利用按摩、手法治療及水療來處理不同病症。歷史最早有紀錄的物理治療師來自瑞典體育教育家 Pehr Henrik Ling 在 1813 年開立的「皇家中央體操學院」（Royal Central Gymnastics Institute），在另一海峽的英國有由四位護士在 1894 年成立的「特許物理治療師協會」（Chartered Society of Physiotherapy）。要數物理治療發展得最蓬勃的時期，是兩次世界大戰期間物理治療師為受傷、截肢

的軍人和小兒麻痺症病患提供復健的時候。這些個案都是病患先找醫師確診後的轉介復健治療,而物理治療師的工作本身就是為病患處理病症的症狀及後遺症,令他們可以重投(新的)正常生活。

以前因為物理治療師人數少,所以要求醫生先把關,只將適合的病患轉介給物理治療師。直至二次世界大戰結束,因為疫苗的出現,小兒麻痺症得以預防,物理治療發展到筋肌復健方面,愈來愈多物理治療師從醫護系統的後勤逐漸走到前線,如骨科診所、大專院校、長者院舍、康復中心等機構工作。這些機構不一定有醫生駐診,所以物理治療師逐漸需要有獨立工作的能力,而世界各地大學的物理治療師培訓課程都有相關學分訓練治療師有診斷適應症和禁忌症的能力,假如遇到治療師能力範圍以外不能處理的病患才轉介醫生或相關醫護人員。然而,現今仍有不少國家或地區因為法例所限,病患要先得到醫生轉介,才能找物理治療師就診。

1976 年澳洲物理治療師 Prue Galley 撰文批評轉介制度過時,建議立法修例,刪除病患向物理治療師求診需要醫生監督下進行的相關條例。澳洲的醫生初時當然對她的觀點嗤之以鼻,但更令人沮喪的,反而是國內不少物理治療師同業也互相懷疑對方的斷症能力,有老一輩的治療師懷疑新一輩治療師的斷症能力,更有治療師懷疑自己獨立診症的能力。

最後澳洲物理治療學會力排眾議,除了成功游說國會修例,更將課題帶到世界物理治療聯會週年會議中討論,自此世界各地的物理治療學會都努力游說當地政府修例,爭取病患無須醫生轉介都可以見物理治療師。

台灣的立法院在 2023 年 1 月 12 日三讀通過,如果物理治療師做的不涉及「治療傷病」——在他們的定義,這包括促進國民健康、運動及職場安全、長期病患者及老年人的預防保健工作——他們為對象展開工作前,無須得到醫生轉介。

我的台灣物理治療師朋友都說這是業界一大進步，若果治療師工作的目的是「預防併發症」、「紓緩症狀」的話，服務對象可以不用先看醫生拿醫囑。

　　例如，一位中年大叔因肩膊旋袖肌撕裂有肩膊痛，去找物理治療師求診。如果物理治療師指導復健運動，大叔在三節治療後手臂可以高舉過頭，但旋袖肌筋腱仍然是在斷裂狀態的話，這樣的介入因為「不涉及醫療程序」，大叔可以不用醫囑直接尋找物理治療師的意見。

　　這算是「治療」好大叔的問題嗎？我還是隔著海先看看他們如何執行這修正案。

　　在香港，治療師仍然要根據上述訂立了近30年的條文（即需要醫生轉介）方可「開工」。一紙轉介信，主宰了病患和物理治療師的命運，究竟醫生在信上寫的是甚麼？

　　記得一年，我曾在政府醫院的筋骨物理治療部收過一封來自同一家醫院的腦神經外科顧問醫師的轉介信——

　　「女病人，55歲，偶發性左臂至第三、四、五手指麻痺，晚間發作尤甚。沒有最近創傷病史。臨床檢查：視力、聽覺正常，腦神經檢查正常，神經伸展測試左邊引起相同反應，頸椎磁力共振顯示病人左邊第五、六、七節頸椎退化，引起周邊神經有明顯夾擠狀況。

　　「請治療師利用手法放鬆左邊第五、六、七節頸椎關節及相關軟組織，以及指導相關復健運動。」

我唸著這封信差點眼泛淚光。天下間哪有醫生可以如此鉅細無遺地寫一封轉介信，為的還是公立醫院的病人？

不論是前輩或是晚輩，他們收到的醫生轉介信大多是這樣的：

「下腰背痛，請做物理治療。」

有時字體又潦草又模糊。

我畢業的第一份工作，是在一家骨科專科醫生診所工作。醫生除了會在轉介信中寫上照片顯示的病人患處的問題，還會指示病人要接受「超聲波和牽引治療」，有時更有醫生用超具體的字句寫道：

「術後首六星期不能著地，第七星期開始做好活動幅度，期待術後八星期活動幅度達到 90 度。」

治療師要嚴格執行醫囑的指令，因為物理治療是醫生對病人整個治療方案的一部分。這種受託的專業關係也是基於專業間的信任。

但在物理治療學校裡，教授永遠都對學生說，物理治療師可以做的，遠遠不止於此。

自由配搭「兩餸飯」

就算 Prue Galley 在 1976 年已成功游說澳洲國會進行修例，但她和當時是新加坡中央醫院物理治療師的 Wong Wai Pong 在 1982 年稽查澳洲一家政府醫院內部的物理治療轉介時，仍然發現有不少醫生的轉介信寫著治療師

應該對病人做甚麼治療。情況要到 1989 年才得到改善，從「請做超聲波」變成「由治療師決定」。

　　我希望香港的物理治療服務會像香港的「兩餸飯」、台灣的「便當菜自助餐」和新加坡的「菜飯」，在平民食店裡，主廚看當天有甚麼新鮮食材，才決定放在攤檔的菜式會有甚麼。

　　食客看到當天菜式後，也可以隨自己的心意選擇放甚麼東西在自己的碟上。多汁、少飯……食店阿姨當然也會像娘親一樣關心你的健康，提醒你白飯上的湯汁容易令人長胖，但這不代表我的餐盤上的飯菜每次都要衛生局的批准才可以打包回家。

　　醫生在六至十年的訓練裡，通常只有一個下午的時間去看看物理治療部裡面有甚麼器材，然後要到專科訓練時才有和物理治療師合作的機會，了解物理治療如何改善病人症狀，達至更佳的生活質素。曾經有一位擔任醫院管理層多年的醫生，到他差不多榮休的時候，才知道物理治療部裡面原來有水療池。

　　這種醫生和物理治療師之間的信任不可能是一朝一夕達成的，而是需要不同學系和臨床部門多年磨合和協作才可以有這樣的默契。這種默契的好處，除了可以令治療效率更佳，也可以節省患者輪候治療的時間和費用。

　　舍布魯克大學康復治療系助理教授 Décary 等學者曾將 179 名膝痛病人交予骨科醫生和物理治療師診斷，結果兩者有接近九成的診斷都吻合。在筋骨肌症狀的處理上，因為訓練課程不斷革新，物理治療師在筋骨肌痛症和運動創傷方面的技術漸漸地幾乎可以和專科醫生看齊。亦因為如此，美國 Virginia Mason Franciscan Health 醫學中心嘗試將腰痛病人分流，由傳統要先到普通科醫生求診，然後轉介到骨科醫生診斷，接著送去做 X 光或磁

力共振檢查，確診後才轉介到物理治療師處理的程序，改為病人先看物理治療師，根據需要和病症複雜程度轉介骨科專科醫生診斷，而當中或會牽涉影像、驗血等檢查，每個個案的成本由 2,100–2,200 美元減少至 900–1,000 美元。

當然，這是最理想的狀況，大多數物理治療適應症，包括腦神經和兒科病症（例如中風、腦損傷、大腦麻痺）、耳鼻喉暈眩症狀、心血管和呼吸系統疾病等，仍然需要先由醫生診斷，才可以辨別出病人的症狀是否適合做物理治療。

當不同人患上不同的急性和慢性筋骨肌痛症，要決定看哪一類醫護人員專業時，最理想的情況是由病人做主導。他們考慮的包括有沒有醫療保險承擔費用，自己要從腰包掏多少錢，誰可以更早掛到診，誰可以藥到病除……物理治療師深信「長治」才能「久安」，但有時病人難免會選擇一些被動的、快速見效但不能「斷尾」的方法。除了金錢的考慮，找醫生或物理治療師有時候也要看緣分，看能否找到可以安心將自己的健康交託給他的醫生或物理治療師。

Take Home Message

● 筋骨肌損傷，可以根據所在地法例要求，先看醫生或物理治療師。

● 在大部分國家或地區，物理治療師篩檢筋骨肌重症的能力可以媲美普通科及專科醫生。

● 往日物理治療師選擇做何種治療時，大都由醫生主導，病人向物理治療師求診必須先取得醫囑。但世界各地都正在有不同的修例運動，讓這決定權回歸病人手上，病人若認為自己需要物理治療師的專業意見時，無須先得到醫生批准。腰背痛病若先找物理治療師求診，或可減少醫療系統的負擔及相關的成本。

參考資料：

Décary, S., Fallaha, M., Pelletier, B. et al. (2017). Diagnostic validity and triage concordance of a physiotherapist compared to physicians' diagnoses for common knee disorders. *BMC Musculoskelet Disord, 18*(1), 445. https://doi.org/10.1186/s12891-017-1799-3

Desmeules, F. et al. (2012). Advanced practice physiotherapy in patients with musculoskeletal disorders: a systematic review. *BMC Musculoskeletal Disorders, 13*(1),107. https://doi.org/10.1186/1471-2474-13-107

Foster, N. E., Hartvigsen, J., & Croft, P. R. (2012). Taking responsibility for the early assessment and treatment of patients with musculoskeletal pain: a review and critical analysis. *Arthritis Research & Therapy, 14*(1), 205. https://doi.org/10.1186/ar3743

Fuhrman, V. (Jan. 12, 2007 12:01 am ET). A novel plan helps hospital wean itself off pricey tests it cajoles big insurer to pay a little more for cheaper therapies. *Wall Street Journal.* https://www.wsj.com/articles/SB116857143155174786

Galley, P. (1977). Physiotherapists as first-contact practitioners—new challenges and responsibilities in Australia. *Physiotherapy, 63*(8), 246–248.

Galley, P. (1976). Patient referral and the physiotherapist. *The Australian Journal of Physiotherapy, 22*(3), 117–120. https://doi.org/10.1016/S0004-9514(14)61008-4

Kruger, J. (2010). Patient referral and the physiotherapist: three decades later. *Journal of Physiotherapy, 56*(4), 217–18. https://doi.org/10.1016/S1836-9553(10)70001-1

Wong, W. P., Galley, P., & Sheehan, M. (1994). Changes in medical referrals to an outpatient physiotherapy department. *The Australian Journal of Physiotherapy, 40*(1), 9–14. https://doi.org/10.1016/S0004-9514(14)60449-9

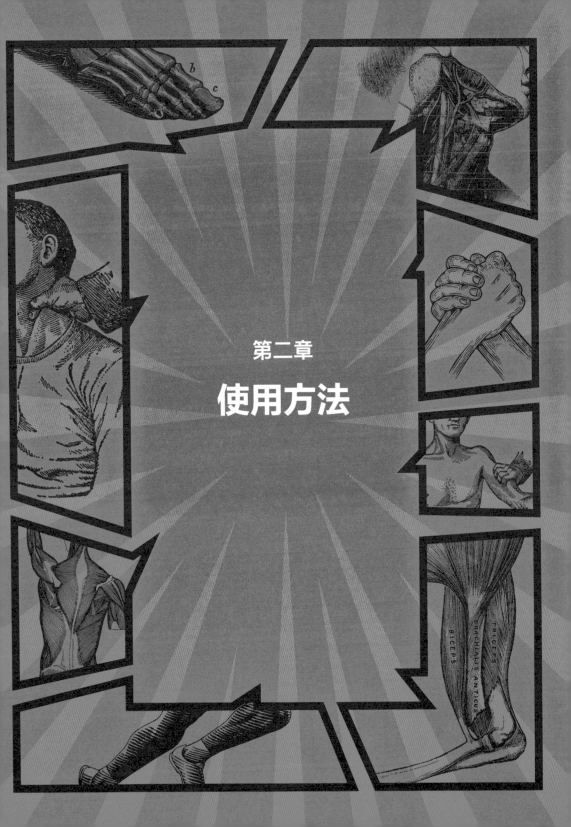

第二章

使用方法

醫生和物理治療師
的瞎子摸象

電視劇集 *House, M. D.* 裡，侯斯醫生和他的醫療團隊常常要解決一些疑難雜症。故事的原型，其實是來自耶魯大學副教授Dr. Lisa Sanders在《紐約時報》的專欄〈診斷〉（*Diagnosis*）。

Sanders這位醫生不像那些從小立志成為醫生，對醫學以外世界一無所知的書呆子。她大學先唸英文系，曾經在美國廣播公司工作，參與過皇牌節目《早安美國》的工作，隨後轉投哥倫比亞廣播公司。一次龍捲風吹襲她家鄉南卡羅萊納州查爾斯頓的專題報道，令她得到電視界最高榮譽的艾美獎。

新聞界事事尋根究底的工作經驗，令她對病案的來龍去脈同樣感到好奇，因此她在《紐約時報》的專欄，分享的都是一些醫生不能以直線思考的異常個案。

唸醫學的日子中，最令她著迷的課題，就是如何由病人初到診症室到找到診斷的過程。在這之前，她一直以為，不論是臨床檢查或者其他醫學檢查（例如影像、驗血等），只要有些陽性反應，就代表病人確診某個病症。

在我囫圇吞棗地唸物理治療的時候，我原本也是這樣想的；凡在診症室徒手做一個關節外翻測試，一旦發現有鬆脫現象，我以為就代表患者有關節內副韌帶撕裂。

1＋1不等於 2 的診斷推理

　　Sanders 明白事情沒有想像中簡單後，開始沉迷研究這些奇難雜症，在 Netflix 更有一整季節目，廣納一些看過多名醫生都找不出診斷的病人個案，然後利用她的傳媒背景將個案分享到世界各地。她深信，這些所謂的罕有病例，其實在世界某個角落也可能存在另一些面對同樣問題的患者，只是他們未有遇上。

　　有些個案在醫生診症間的日常不知要隔多少年才會遇上。普通科醫生沒有遇上新冠肺炎疫情的話，所有病患的上呼吸道症狀都可能只是傷風感冒而已。某位醫生的腰痛病人轉介物理治療師，可能以為這是一個用手法、針灸或電療可以解決的問題。

　　醫生、物理治療師也是普通人，思路會像諾貝爾得獎人康納曼（Daniel Kahneman）在《快思慢想》（*Thinking, Fast and Slow*）中提及的理論般，喜歡利用思考的系統一和系統二的運作來做診斷。

　　「系統一」是個差不多全自動化、「閉著眼也可以做」的決定。換言之，是憑醫者的經驗萃取出來，也假設病人的症狀就是他們看過的病症的典型。

　　這個系統在運動場邊的急救場合可能是決定生死的關鍵。不同運動項目的場邊緊急醫療狀況處理訓練中，所有考核的場景都會被考官塑造成壓力鍋，迫使醫護人員靠著條件反射做決定。例如球員在場比賽時和其他球員碰撞後不省人事，醫護人員還沒有時間做臨床檢查，就要假設球員同時有頭顱、腦及脊椎損傷，需要多名醫護人員合力將球員以最高的保護送上擔架及救護車。在延誤救援會減低存活率的前提下，就算做錯診斷，最多只是做了多餘的保護，而不會令球員的傷勢惡化。

　　而在診症室裡，病人卻會期望醫者用「系統二」替他們診症。醫者做每一個診斷，彷彿都要搖身一變成為福爾摩斯。用「系統二」思考的條件包括：運用高度集中力和大量工作記憶，將問診得來的資訊和替病人臨床檢查的發現，與自己的臨床經驗做比對。如果病患的表徵與醫者腦海中的病症的典型病徵吻合，醫者就會假設病人的診斷是這個病症，然後採取相應的治療法，並反覆觀察治療效果與相關診斷是否對應。

　　以前膝痛為例，這可以是「菠蘿蓋」的問題，也可以是筋腱問題，甚至可以是兩個問題同時存在，或者是前十字韌帶受傷的後遺症，不同的診斷都影響著治療師決定的治療方案。而令事情更錯綜複雜的是，假如同時有兩個診斷，一種治療法可以同時以不同程度影響當初假設的兩個診斷，因此治療師決定治療方法前，要思考治療對這兩個診斷所產生的效果，每一節治療都要重新考慮是否繼續以同一方向治療。本書第一章〈物理治療「兩餸飯」〉一文提到在某些國家及地區，物理治療師可以不用經醫生轉介接症，病人也可直接向物理治療師求診，因此物理治療師診斷病人症狀是否物理治療適應症的水平必須和醫生的看齊。

　　這是一個很「燒腦」的過程。在澳洲接受專科訓練時，我甚至被臨床推理問卷上那些模稜兩可的答案困擾至懷疑人生。我用了差不多半個學期才學懂，要為病人確診，找出恰當的治療或者解決方法前，要懂得擁抱不同的診斷之間那種混沌，那並不是非黑即白的事情。

　　舉個例子，不少筋骨症病人認為，醫生給予的診斷有時會令他們有點不明所以，這是因為候診室的人太多，病人還未將自己的故事講完，醫生就要論斷病人得了甚麼病。然後，醫療套餐模式啟動——先照Ｘ光片，看看身體內有沒有需要動刀的地方。病人一旦聽到要動刀，自然會憂心忡忡，上山下海去找一個不用開刀的解決辦法。

用思考「系統一」來診斷病人的問題，在心理學上稱為「捷徑思考法」（簡稱捷思法）。貝勒醫學院教授 Singh 翻查美國的全國醫療紀錄發現，若醫護人員腦海相關的資料庫夠強大，足以用來和眼前的病人做比對的話，有超過 95% 的時候診斷都是對的。但這也代表著，在美國的所有求診個案中有 1,200 萬宗有誤診問題。他發表的另一份文章也提及，人一生之中，差不多最少會被誤診一次。

沒有人想做被誤診的 5%

捷思法得出的診斷結果一旦不準確，就會變成認知偏誤（cognitive bias）。而在不同領域中，很多人甚至選擇不想知道更多訊息，以免破壞他們原來設想的故事情節，因為他們只想自己所想的就是事實。以下是不同的認知偏誤：

錨定反應（anchoring effect）：把一些不相關但熟悉的資料當成「錨」，診斷都因此傾向「錨」。就算病人的臨床表徵有異，醫者都選擇不重新評估及診斷。

情感偏誤（affective bias）：因為醫者的情緒、感受、信念，為了將結論確定，選擇相信推理出該結論的過程是有道理、合邏輯。

可得性偏差（availability bias）：醫者剛上完一節有關前十字韌帶的診斷和治療的持續進修課後，很容易就認為第二天上班看診的病人的前十字韌帶都有問題需要處理。

滿意原則（satisfice：satisfy〔滿足〕和 sacrifice〔犧牲〕的混合詞）：接受最準確的診斷不存在，接受最接近答案為診斷。

過度自信偏誤（overconfidence bias）：在事實未完全陳列出來的情況下，已經對診斷下定論。這對於有多年臨床經驗的資深醫者影響最大，尤其是亞洲社會講究論資排輩的職場文化下，年輕醫者不能隨便挑戰及推翻前輩的臨床決定。

精神狀況偏誤（psych-out error）：若果病人本身有精神健康問題，醫者容易將症狀理解成和該情緒病有關。當病人主訴一些容易令醫者想起情緒病的症狀，也容易令他們墮進這思考的誤區。

物理治療門診的「紅旗症」

在香港和台灣，不少反對物理治療師可以直接收症的意見，都認為物理治療師沒有診斷的能力。其實，在筋骨肌門診物理治療師會將一些他們稱為「紅旗症」（red flag）[1]的個案轉介到相關醫生診治，而且物理治療師明白他們職能上不可以直接安排驗血或影像掃描協助確診的檢查，以免影響病人的病情及延誤診治。事實上，診斷不應該只是看照片上的異常，及驗血報告上被電腦打上星號的那幾個數字。病人說的故事和在醫者面前的一舉一動，醫者都應該先按此建構出幾個診斷的假設，然後透過臨床檢查證明自己的假設是錯是對，有需要才指示做進一步檢查。就算在病人可以直接向物理治療師求診的國家和地區，物理治療師仍然要先把「紅旗症」病人轉介看醫生，視乎醫生判斷再進行治療。

有時患者需要的，只是「為甚麼」的答案

某天珍左邊膝關節痛。她有做瑜伽的習慣，但因為新冠疫情，沒有辦法回去找導師上課，所以她只能在家跟著網上影片的教學。疫情之前上課時，

---

1 詳見後文〈篩檢正紅旗〉。

導師已經說她「緊」，但她一直都參透不到是哪兒「緊」，只知道自己做弓箭步時前腳會膝痛，樹式也站不穩。於是她只能在家中拼命拉，然後忽然一日發現膝關節就像被放錯位置般痛苦無比。

她前往普通科求診，再被轉介到大學教學醫院的骨科。照磁力共振前一晚，她突然間痛到睡不著。第二日她咬著消炎藥（其實療效不大），辛苦地走到診所照磁力共振，希望可以找到導致痛楚的答案，以及由醫生建議的最佳治療方案。但她萬萬都想不到，磁力共振的結果只發現一些和年紀漸長有關的輕微退化。醫生說，如果止痛藥沒有效果，關節在照片看來又沒有要打針和動刀的理由，他其實沒有甚麼實質解決方法。

「我們只能等到你的關節退化至合適的程度，才安排做膝關節置換術。」其實，醫生也沒有確切的時間表，讓珍知道要等 10 年還是 20 年才可以回到醫院做一個可以一了百了的手術。

珍於是嘗試在網絡尋找物理治療師。

「你為甚麼要看物理治療？」
「醫生說我的膝關節退化……」
「不需重複醫生的話。你的故事是甚麼？」
「……」
「如果你沒有膝關節痛，你想做哪些事？」
「繼續做瑜伽，站好那該死的戰士式。」

物理治療師診斷過後，也覺得這是和髕股關節（菠蘿蓋）有關的前膝痛，和醫生的診斷沒兩樣。不過知道珍有做瑜伽的習慣，治療師就繼續追問下去。原來珍小時候是個跨欄運動員，左腳正是提腿前跨的那邊腿。物理治療學臨床檢查第一節課，老師就告訴學生：「一定要檢查患處以上一個及以

下一個關節。」珍的腳踝足弓正常，於是治療師就集中檢查髖關節，發現她的左髖因為長年的跨欄訓練，前屈角度不能超過90度。

試想像一下，不能屈超過90度的髖關節，一般人都覺得坐立不安。坐在一般的椅子都需要靠盆骨後傾去遷就，坐在需要前屈超過110度的馬桶更是超越關節的極限，更不用說需要超前屈的「亞洲蹲」和瑜伽的戰士式弓箭步。因為髖關節打不開，身體自然會找下一個容易代償的關節去硬撐需要的活動幅度。

再加上她有X形腳，站立時膝蓋有反屈現象，所以不論膝蓋前屈還是後伸，都因為這些異常的生物力學對膝蓋形成不必要的額外壓力。

治療師為她的髖關節用手法治療和提供針對性訓練後，珍懂得如何根據導師的指示做好戰士式，同時也懂得避免在站著時將膝蓋過度後伸，也取消了一年後的骨科預約。

除非對運動醫學特別有興趣的醫生，一般醫生不一定習慣看周邊的關節對患處負荷的影響，而這卻是物理治療師向來最關心的課題。

物理治療的「功能性診斷」

澳洲物理治療副教授 Jiandani 指出，物理治療的「診斷」，與其說是仿效醫生做的醫療診斷，不如說是物理治療的專門診斷，又或者是「功能性診斷」會更加準確。物理治療師做的，有時可以是為病人解答痛症是來自身體哪部分，但病人普遍尋求物理治療師的期望是找出以下問題的答案：

一、身體障礙（impairment）是甚麼？是因為肌肉、關節、骨骼、神經線或較冷門的血管問題，還是不能靠物理治療解決的內臟問題？需要轉介專科醫生嗎？

二、障礙會影響病人哪些日常功能？例如生活自理、融入社區、工作需求和閒暇活動。

三、物理治療可以幫助病患解決哪些障礙？

四、是甚麼因素（環境及個人因素）影響或引致病人的功能障礙？例如新冠肺炎疫情，除了病毒本身對人體健康有影響，突然需要長時間在家工作，運動場被迫關閉也影響著每一個人的運動習慣（不論是突然增加或減少），這些都可以令筋肌出現勞損。

五、病人的問題可以透過情境轉換或改變以改善表現嗎？（例如建議運動員傷後復出時先參與難度較低的賽事。）

六、病人的診斷分類是甚麼？

醫生的診斷著重明確指出身體哪部分出現疾病，物理治療師著重疾病形成後對患者生活有甚麼影響。以椎間盤突出為例，醫生指示要照磁力共振的目的是要知道哪幾節脊椎有椎間盤突出狀況，壓到的是哪條脊椎神經線，是中央還是周邊的神經，擠出來的椎間盤有多大程度堵塞了脊椎神經孔，嚴重程度是否會威脅生命（例如馬尾脊椎問題需要動緊急手術），做的應該是何種手術，手術的結果預測是如何等。

著名物理治療師兼華盛頓大學醫學院教授 Shirley Sahrmann 將脊椎和身體各關節的損傷分類，梳理活動和筋骨肌損傷的關係，辨清是因為身體組

織病變所以引致活動能力受損（例如因為骨折所以無法活動），還是因為長期用力不當所引致的身體組織病變（例如因為工作需要長時間站立引致腰背痛）。同樣是椎間盤突出問題，物理治療師會關注病人將腰向前屈、向後伸還是將體重側向一邊會更痛苦，核心肌群的啟動和控制能否將腰椎弧度減低，藉此為神經線減壓；手法治療法應該要將僵硬的關節放鬆，促進關節表面的滑動，還是要將壓住神經線的部分盡量打開。

　　總括而言，物理治療師的思維方式其實跟所有醫護專業沒兩樣，也會以病人的福祉為先，同樣有可能墮進思考誤區，只是治療的角度不同，同一個解剖結構問題，醫生會看看自己工具箱裡有甚麼知識及技術可以派上用場，物理治療師則主要看這問題如何影響生活質素。

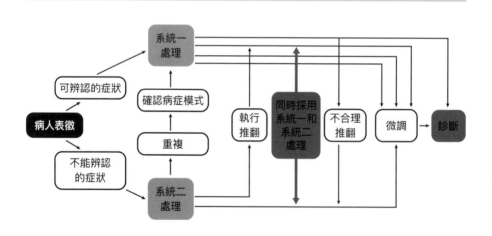

圖1：物理治療師診治過程中的思維方式

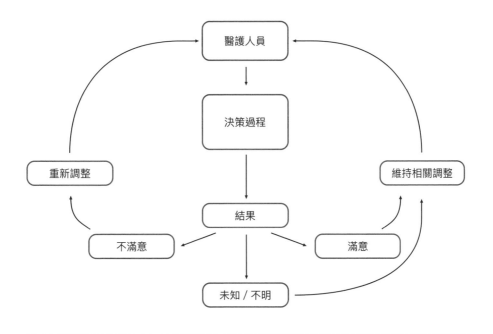

圖 2：一般醫護專業診治過程中的思維方式

Take Home Message

● 醫生和物理治療師都是人，在診斷病人的問題時都會墮進思考誤區。

● 醫生診斷的是疾病，物理治療師則會經篩檢把需作進一步檢查的「紅旗症」轉介到專科醫生，而更主要的工作是診斷筋骨肌物理性的功能失調。

第二章
使用方法

參考資料：

Committee on Diagnostic Error in Health Care; Board on Health Care Services; Institute of Medicine; The National Academies of Sciences, Engineering, and Medicine. (2015). *Improving Diagnosis in Health Care* (E. P. Balogh, B. T. Miller, & J. R. Ball, Eds.). National Academies Press. https://doi.org/10.17226/21794

Décary, S., Fallaha, M., Pelletier, B. et al. (2017). Diagnostic validity and triage concordance of a physiotherapist compared to physicians' diagnoses for common knee disorders. *BMC Musculoskelet Disord, 18*, 445. https://doi.org/10.1186/s12891-017-1799-3

Jiandani, M. P., & Mhatre, B. S. (2018). Physical therapy diagnosis: How is it different? *Journal of Postgraduate Medicine, 64*(2), 69–72. https://doi.org/10.4103/jpgm.JPGM_691_17

Moore, J., Goss, D., Baxter, R., DeBerardino, T. M., Mansfield, L. T., Fellows, D. W., & Taylor, D. C. (2005). Clinical diagnostic accuracy and magnetic resonance imaging of patients referred by physical therapists, orthopaedic surgeons, and nonorthopaedic providers. *The Journal of Orthopaedic and Sports Physical Therapy, 35*(2), 67–71. https://doi.org/10.2519/jospt.2005.35.2.67

Singh, H., Meyer, A. N., & Thomas, E. J. (2014). The frequency of diagnostic errors in outpatient care: estimations from three large observational studies involving US adult populations. *BMJ Quality & Safety, 23*(9), 727–731. https://doi.org/10.1136/bmjqs-2013-002627

Singh, H., Schiff, G. D., Graber, M. L., Onakpoya, I., & Thompson, M. J. (2017). The global burden of diagnostic errors in primary care. *BMJ Quality & Safety, 26*(6), 484–494. https://doi.org/10.1136/bmjqs-2016-005401

Verghese, A., Brady, E., Kapur, C. C., & Horwitz, R. I. (2011). The bedside evaluation: ritual and reason. *Annals of Internal Medicine, 155*(8), 550–553. https://doi.org/10.7326/0003-4819-155-8-201110180-00013

篩檢正紅旗

甚麼是「紅旗症」？

　　與其說是診斷，治療師主要是透過問症，看看求診病人的主訴是否一個物理治療師能夠解決的問題。

　　「我是不是臉癱？」

　　對，臉癱可以透過做物理治療的電療和復康運動改善肌肉癱瘓的狀況，但物理治療師仍然會轉介病人先看醫生，看看臉癱是因為良性、會自然痊癒的貝爾氏麻痺症、病毒或細菌感染、需要抗生素治療的吉巴氏綜合症，還是腦中風的其中一項徵兆，需要立刻送往急症室。

　　這些病人須先得到醫生的診斷，然後才知道自己的問題是否需要醫生處方藥物或者需要動手術，有哪些症狀需要物理治療師參與治療。

　　「你為甚麼不說？」
　　「你沒有問，我便沒有說了。」

　　金寶是一名劍擊運動員，今天他因為右腿前膝痛來求診。他看我之前，已經找過同一家診所四位同事做了約兩個月療程，卻沒有甚麼大進展。根據

第二章
使用方法

紀錄，前四位治療師從金寶的問診對話，判斷他是因為要應付俱樂部和國家隊的練習，過分操勞引發關節痛症和水腫問題，所以安排他一直做著四頭肌、後腿的放鬆和臀肌的肌力訓練，可是病情卻一直沒有改善，練習期間他就算紮上繃帶，仍然感到痛楚。

眼見同事應做的都全部做過，卻得不到想要的治療效果，我問他：「你有沒有甚麼事情覺得和這膝蓋痛有關，卻沒有告訴我的同事的？」年輕小伙子在訓練期間前來接受治療，有時教練會認為他們其實是在偷懶，在裝受傷；但見到他膝蓋內外的腫脹，就知道不可能是裝出來的。

......

金寶靜默良久，眼神一直避開我，然後才不好意思地說：「這是三個月前在學校小息時和同學打籃球扭傷的……」他一直隱瞞這件事，怕被教練紀律處分，因為教練早就下令不可以在訓練課表以外玩任何運動，以免受傷。

我著他把腳抬到治療床上，我按住他的大腿，將小腿前端抓穩一拉：是前十字韌帶撕裂，需要轉介到專科醫生做重建手術並接受漫長復健，才能回到場上比賽。

他隱瞞受傷經過，不只是犯規，更是將自己的運動員生涯押上去。

與病人對話時的五件事

診症室裡，問診的數分鐘足以決定病人是否信任醫護人員，將自己身體的私隱向陌生人分享。史丹福大學公共衛生及基層醫療科副教授Zulman等醫生在一系列文獻回顧後，在《美國醫學會雜誌》（*The Journal of the American Medical Association*） 建議以下和病人對話時可以做的五件事：

一、心理上，要準備好專注地和病人對話，才叫病人到診症室。

二、有動機地聆聽病人的主訴，身體語言要令病人覺得醫者的注意力在
　　自己身上，例如端正地坐好、身體微微向前傾、盡量不要有其他影
　　響注意力的事情等。

三、雙方要同意個案重點，病人求診最著重的事，是找出問題的重點，
　　以此決定之後覆診需要處理的事項。

四、緊扣病人自身的故事，留意病人求診時的人生階段如何影響健康，
　　肯定病人為治病所作出的努力，慶祝階段性成功等。

五、找出如何將病症和病人的情緒連繫。

急性扭傷，一定要先考慮受傷機制
和症狀像不像骨折

有些創傷，如果當刻在現場已經教傷者的患處痛得動彈不得時，我們比
較容易猜想到傷者是否有脫臼和骨折，但不是所有的脫臼和骨折都這樣容易
被人察覺。

我在《物理治療師的運動場邊絮語》一書中談過日本長跑接力賽（駅
伝）選手飯田怜在比賽跌倒骨折的故事。在長跑比賽跌倒，一般很少會引致
骨折。但因為跑手容易患上女子運動員三聯症，長期的心肺功能鍛鍊、接近
自虐式的減重餐單和課表，容易令荷爾蒙失調，骨質疏鬆是其中一個經典的
症狀。

與其說骨質疏鬆是一個骨科問題，倒不如當它是一個內科問題處理可能
更加合適。造骨細胞和破骨細胞的新陳代謝一直被視為和荷爾蒙水平有密切
關係，所以當女士踏入更年期，骨質流失的速度會相對較快，現時更有證據
顯示，類風濕關節炎患者血液裡相應的發炎因子也可以令雌激素水平降低。

奧地利醫學系教授 Ursula Föger–Samwald 的回顧更表示腸道的微生物水平也會影響腸道對鈣質的吸收，影響腸道的酸鹼值，繼而影響身體的免疫系統，令造骨細胞增長放緩，破骨細胞更活躍。

英國老人科醫生 Barnsley 的文獻回顧指出，體重過輕（因為可能連帶肌少症）、糖尿病患者、慢性腎病患者、甲狀腺問題、類風濕關節炎患者、多發性硬化症患者、慢性肝病患者、正在接受荷爾蒙療程、長期服用類固醇、有吸煙飲酒習慣、缺乏鈣質及維他命 D 攝取、長期缺乏負重運動都是骨質疏鬆的風險因素。所以，即使是同樣的腳踝扭傷，因為不同人的筋肌軟組織纖維強度不一樣，有人只是拉傷筋肌韌帶，有人是腳踝骨折。

現時有臨床指引，例如「渥太華腳踝診斷法」（Ottawa ankle rule）可以協助醫生和物理治療師判斷腳踝扭傷是否牽涉骨折，是否需要照 X 光等影像做進一步檢查。這診斷法大概是，如果是內外踝骨、外側第五塊蹠骨或內側舟骨有觸痛，同時腳踝不能在受傷後及在求診時負重的話，應該先進行影像診斷，排除骨折的可能。

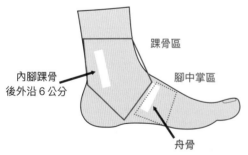
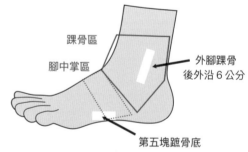

內腳踝骨
後外沿 6 公分

踝骨區

腳中掌區

舟骨

若外腳或內腳踝骨後外沿 6 公分出現骨頭觸痛，需要 X 光檢查。病人無法在受傷後即時及在急症室用患肢負重。

踝骨區

腳中掌區

外腳踝骨
後外沿 6 公分

第五塊蹠骨底

若腳中掌區和第五塊蹠骨底出現骨頭觸痛，需要 X 光檢查。病人無法在受傷後即時及在急症室用患肢負重。

圖 1：渥太華腳踝診斷法

長者因為有較大機率患有多種長期病患，也有可能因為身體機能下降而導致肌少狀況，活動能力衰退，跌倒後骨折的可能性會更大。

　　一個老人專科門診的個案：一名長期用拐杖走路的長者，在家中洗手間滑倒，一直向家人說「只是胸側和腰有點痛」，然後被家人逼去看醫生。他求診時還可以用受傷的一邊手撐著拐杖到診症室，不過家人覺得他的步姿「和平時有點不一樣」，醫生多番哄勸，老人家才同意拍照片檢查。出來的結果發現長者有三條肋骨骨折，胸椎也有好幾節骨折，以及不大清楚是新傷還是舊患的脊椎傷患。

　　若果長者有糖尿病病史，他們對身體的痛感反應可能會因此減弱，對於實際撞擊然後骨折的痛感也可能下降。當然，也有另一種情況，長者的身高已經被壓縮，跌倒後在照片見到的骨折，可能是受傷前已經有的骨折──雖然不是新傷，但這也是物理治療師判斷能否在該處施力的重要考量。

　　骨折是大多數物理治療方法的禁忌症，如果不盡早在第一節治療中把問題揪出來，不單延誤病情，更有可能令傷勢惡化。

奇問妙答──揪出非機械性筋骨肌問題

　　物理治療師在學習問診的過程一定要問以下幾個「必問」問題：

一、有甚麼動作／姿勢／狀況下會引致痛症加劇？

二、有甚麼動作／姿勢／狀況下會令痛症紓緩？

三、痛症有沒有在晚上特別厲害？有沒有在早上覺得特別痠痛、特別繃緊？

四、有沒有其他傷病史，有沒有長期服用任何藥物？

如果是筋骨肌問題，令痛楚加劇的原因大都跟動作和姿勢有關，痛症由進行動作的期間到運動後第二日開始發作；而休息過後，痛症應該可以得到紓緩。當然，有些病人沒有自覺，以為某些姿勢有助紓緩痛症，其實原來這些姿勢將痛症關節或肌肉仍然放在受拉扯和擠壓的位置。如果躺下來都沒能紓緩痛症，而且尤其晚上痛得特別厲害，這有可能代表身體有其他內科問題，需要進一步檢查。

最理想的情況是，物理治療師在第一節治療就了解這些，以避免浪費時間在頭兩三節治療中做一些徒勞無功的治療。

「你是來看腰痛的，但痛楚晚上才發作，請問你的月經最近有沒有異常……」

30歲左右的珍珍因為長期腰痛到物理治療診所求診，看過兩位物理治療師都沒有起色。其中一位物理治療師轉介她到骨科醫生再照了磁力共振，發現關節有一些似有還無的「退化」，所以醫生又叫珍珍去看物理治療師。

這回物理治療師再仔細地聽珍珍的病歷，發現這腰痛不是因為甚麼壞姿勢，或做某些會令脊椎勞損的動作而出現的，而是每天晚上入睡前，都會腰痛得輾轉反側，令她良久才能入睡。

珍珍的體形特別瘦削，樣子像是扛著全世界的憂愁。珍珍是透過教會朋友找來治療師的，當然也談起了在教會認識的共同朋友。

「聽你朋友說，你和丈夫結婚好幾年了，一直想有小孩卻沒有甚麼好消息？」

「是啊⋯⋯」珍珍的臉上浮著一絲尷尬。

治療師看著磁力共振片，片上的脊椎比正常人的還要正常。但脊椎和盆骨前有個黑影，吸引了治療師的注意。

「不要介意我這樣問——因為你的腰痛晚上才發作，你最近的月經正常嗎？」

珍珍一愣。其實她幾個月沒有來月經了，但驗孕還是未有好消息。

「如果是這樣⋯⋯我懷疑你腰椎磁力共振片照出來的不是脊椎出了甚麼問題，而是盆骨前近子宮位置有奇怪的陰影。因為放射專科醫生將注意力放在脊椎上，所以沒有特別留意它，將它寫在報告上。我介紹一位相熟的婦科醫生給你詳細檢查。」

經婦科醫生診視後，證實她子宮有一個網球那般大的纖維瘤，幸好是良性腫瘤。醫生將它割掉後，她的腰痛好了，月經來了，孩子也在第二年出生了。

從內臟轉移到脊椎和四肢的痛症

對於身體來說，痛感較常來自皮膚受到的傷害或壓力，因此即使內臟出現病變導致出現痛感，大腦也會自然地認為這些痛症是從皮膚受壓、受傷而來。不同內臟的神經控制會和相對應的脊椎神經共享，所以病發初期容易被誤認為是肌肉痠痛。

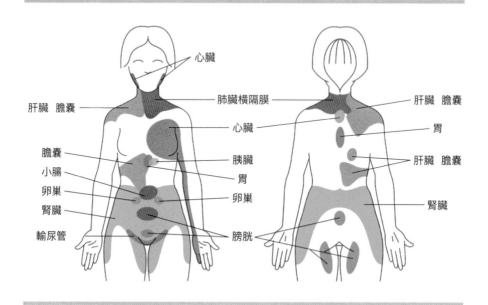

心臟
肺臟橫隔膜
心臟
肝臟 膽囊
肝臟 膽囊
胃
膽囊
胰臟
肝臟 膽囊
小腸
胃
卵巢
卵巢
腎臟
腎臟
輸尿管
膀胱

圖2：內臟轉移痛的範圍

　　上圖是一般內臟轉移痛的範圍，但只是個概括的參考。

　　英國國民保健署南部康復服務主管 Turnpenney 及其團隊為醫療人員提供簡單指引，若有腰背痛同時有以下症狀，加上原因不明的體重驟降和癌症病史，應該立刻求醫，排除癌症擴散到脊椎的可能：

一、腰背轉移痛有分階段性及患處呈環狀

二、藥物及物理治療難以紓緩腰背痛症

三、痛症明顯比早期的筋骨痛症嚴重

四、腰背及相應肢體有奇怪觸感，雙腳感到重而無力

五、平躺會令背痛加劇

六、痛楚劇烈到令人感到絕望

七、步履不穩（尤其是爬樓梯）

八、睡眠因為晚上劇痛而受到嚴重影響

如果愛理不理，直至生殖器範圍出現麻痺及大小便失禁，一切便有可能太遲了。

「那天晚上，我向右邊側睡，但左肩異常疼痛。」

30多歲的上班族想不起甚麼時候受過傷，只感到肩膊異常疼痛。他直覺肩膊問題要找物理治療師，於是在物理治療診所做了一大輪電療、超聲波、手法治療、復康運動……旋袖肌可以做的運動他都可以倒背如流了，肩膊的活動幅度也由繃緊變回正常，但肩膊痛就是一直沒有好。

「你在甚麼情況下，肩膊會特別痛？」

「應該是晚上睡覺時吧……奇怪的是，向右邊躺時，左邊肩膊會異常疼痛。」

物理治療師覺得事情有點蹊蹺，再追問下去，就更覺奇怪。

「有天我做好兄弟的伴郎，你知道吧，做伴郎的主要職責就是要為新郎哥應付那些請他喝酒的賓客。我那天喝了不少，加上不知道甚麼時候可以坐下來吃飯，所以一有機會進食就一下子吃很多，吃得膩了。那天晚上肩痛特別厲害，但我想不起當天做過甚麼體力勞動會拉傷肩膊……總之，那天的肩痛就是特別難忘。」

治療師沒有檢查，只是叫他去看醫生，著他將婚宴的故事在醫生面前講一次。

最後經過檢查，他患的其實是胃酸倒流和胃潰瘍，與同樣會導致肩膊痛、不少五十來歲的人患的肩峰夾擠是兩碼子的事。

転移痛因為不是筋骨肌的常發機械性痛楚，所以痛楚範圍通常都比較模糊，最重要的是，這些痛症沒有肌肉壓痛點，因此骨關節觸診時不會感到疼痛。

這些內臟問題，可以是上述那種仍然可以用藥物治療的小病，但不是每個人都這樣走運。

「我爬樓梯，會背痛。」

一個長期練習三項鐵人的男孩，有天在沒有真正受傷的情況下覺得上背奇痛，於是照教練的吩咐去找物理治療師。

「甚麼動作會令你背痛？」正常三鐵運動員的背痛，可以是因為騎單車時上身長時間前屈在車架上，可以是游泳時泳姿調整或者來回次數太多所致，但男孩的答案竟然是「上兩層樓到飯堂吃飯時會背痛」。

「會氣喘嗎？」

「會。」

治療師還是不放心，轉介他到專科醫生做進一步檢查。醫生的最後診斷，如物理治療師一樣，這不是筋骨肌的背痛，而是心肌梗塞。發現的時候，男孩正掛上心電監測儀，心電圖開始亂畫，警號也開始狂響……

那些要立刻叫救護車的急症

「小腿很緊，但不是一般的緊。」

一個由足球教練轉介到物理治療的小伙子，告訴治療師說「我的小腿很緊，想放鬆一下」。治療師問完診沒有發現甚麼不妥，畢竟十來歲的男孩正發育飆高，小腿和相連的亞基里斯腱因此繃緊也不是甚麼稀奇事。但當治療師叫小伙子把襪子脫掉再摸上手時發現，這不是一般的緊。

「是肌張力。」

用手將小腿肌肉一拉，竟然會出現不由自主的高頻率足踝陣攣（clonus），治療師察覺有異樣，再用神經反射鎚子把手的末端向足底由外側向內劃半圈，他的拇趾呈反射性背屈，其他腳趾也是條件反射式撐開——這叫巴賓斯基式反應（Babinski response），沒可能是一般的小腿肌肉痠痛。

治療師再找來溫度計量體溫，原來小伙子正發燒，於是連忙叫教練用最快的方法送小伙子到急症室，最後發現是腦膜炎，小伙子在兒科醫院的深切治療部待了好一陣子。

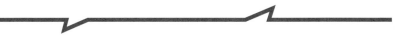

上腦神經元問題的其中一個症狀是肌肉痙攣和繃緊。

每當聽到病人求診預約時提及自己「四肢無力」，治療師絕不可以掉以輕心。

如果「四肢無力」只是那種因為長期運動量過低，或者沒有身體自覺而令患者覺得自己不能發力的個案是最容易處理的，也是治療師最希望的。這些情況可以透過電流刺激、有特定治療效果的伸展和肌力強化運動，將「打了瞌睡」的肌肉喚醒過來，患者就得以康復。近年治療師修讀的普拉提運動，拿健身教練執照後教病人做重訓，或者不少港台治療師修讀的神經動能療法（NeuroKinetic Therapy），處理的都是這些情況。

此外，有關腦神經元損傷的病症，包括腦膜炎、腦中風、腦損傷、漸凍人症、多發性硬化症、亨丁頓舞蹈症（Huntington's disease）等都會影響肌肉的張力，導致筋腱的反射會出現過高或過低的狀況。

物理治療門診也可能會遇到比較冷門但又危機重重的馬尾症候群（cauda equina syndrome）。脊椎的神經延伸到約第二節腰椎後，會由一條變成一束神經通到骶骨（俗稱「尾龍骨」），這束神經簡稱馬尾。因為椎間盤突出、骨折、感染、腫瘤、癌症擴散等原因令馬尾神經受壓，導致生殖器範圍麻痺、不能控制大小二便、性功能障礙及雙腿無力等症狀，稱為「馬尾症候群」。如果沒有及早發現問題及沒有在症狀發生後起計的 48 小時內進行緊急減壓手術，病人的症狀有可能無法完全逆轉及康復。患有馬尾症候群的病人以年輕人居多，要終生面對這些影響身心的症狀，需要長時間的康復。

及早發現這些病症可以救人一命，但治療師通常都不希望自己因此成為救人英雄。

「快點叫救護車，這個頭痛症不能等！」

一位大叔被老婆逼著到物理治療診所看脖子痛。

不少男人都諱疾忌醫，當頸椎問題剛發作，大叔也是「闊佬懶理」，太太用離婚要脅他才跑去看脊骨神經科，一直接受手法治療（當然也有遠近馳名的「啪骨」），看了半年也沒有甚麼起色，有時接受治療後，頭痛卻特別厲害。

太太著急他的病症沒有好轉，而大叔看診也只是為了應付太太的嘮叨，為了不再令太太生氣，便不敢將這些治療後的反應告訴太太。

到物理治療求診前，太太在網上找來看頸椎病最好的治療師。

「我最近開始會偶爾有很嚴重的頭痛，頭像被斧頭砍下來一樣。」治療師問診時目光原本只盯著電腦屏幕，但聽到「嚴重頭痛」這關鍵詞，她立即盯向大叔。

面對治療師的目光，大叔的面容有些繃緊，面色變得慘白而且冒著冷汗。但治療師留意的，是他左眼的瞳孔出現擴張。

血壓呢？健康服務助理鐵青著臉說：「我連脈搏都找不到，也不用說血壓了。」

「我要幫病人做脊椎固定！」治療師說。因為頸椎經過多次強力的手法治療，頸椎關節異常不穩定，如果病人的頸椎在急救時沒有固定好，病人的頸椎很容易在送往急症室途中脫臼，形成脊椎損傷，又或者會拉傷旁邊的神經線和血管，造成不可逆轉的傷害。

大叔送院時還清醒，但到了急症室已經是昏迷狀態。急症室醫生不敢怠慢，經 CT 照出來的，是頸動脈剝離。血管外科做了緊急掃描，發現有血滲

進血管的中膜和內膜中間，造成梗塞性中風。腦神經和血管外科醫生動了緊急手術，但聽說大叔的上肢功能到現在還沒法完全恢復過來。

頸動脈剝離算是門診比較少見的冷門病症。美國賓大醫學院腦神經科助理教授 Blum 等人指出，若果病人本身有遺傳疾病（例如馬凡氏綜合症）影響血管組織強度、高血壓、膽固醇過低（導致未有足夠建立健康血管壁的物質）、體重過輕及有偏頭痛症狀，患頸動脈剝離的風險會相對較高。病人本身具有這些風險因素，再加上突然的頭頸動作（例如在格鬥運動期間受到撞擊、擊打高爾夫球，以及頸椎手法「啪頸」治療）或者胸腔壓力突然上升再引致血壓飆升（例如抓舉、挺舉等重訓動作），風險更高。動脈剝離不一定在動作後立刻發生，也有可能在相關動作完成後平均 4.8 天後才病發。

病人若果曾經遇上任何頸椎創傷，尤其是交通意外常見的揮鞭式創傷（whiplash injury），而導致頸椎韌帶有半脫臼情況出現，也會令頸椎動脈出現不必要的過分拉扯，形成椎基底動脈供血不足（vertebrobasilar insufficiency）。

任何會做頸椎手法治療的醫療人員（包括物理治療師、脊骨神經科醫生、骨傷科中醫和整骨醫師等）雖然可以透過臨床測試，將病人的頸椎後伸加旋轉去測試病人的頸椎動脈在拉扯的情況下有沒有引發同樣症狀，確認病人是否適合做手法治療，尤其是一些活動幅度接近盡頭的高速動作（俗稱「啪骨」）會否對病人的頸椎動脈形成太大負荷。但澳洲昆士蘭大學物理治療系講師及研究員 Thomas 表示，就算病人沒有在這些臨床測試有陽性反

應，都不代表病人的頸椎動脈在施力較重的手法下絕對安全，醫者絕不能掉以輕心。

頸動脈剝離患者通常會先發現頸椎痛或偏頭痛，甚或兩者同時出現。由於頸動脈剝離牽涉腦後動脈的問題，症狀更會包括暈眩、失語、視角突然減小、運動失調及動眼肌肉失調等。如果在這個時候醫療人員再施行「啪頸」治療的話，病人或有患上腦中風的風險。

物理治療師對病人的專業責任，最首要的是確定病人的問題是否應該由物理治療解決。先不論物理治療對病人有沒有幫助，延誤適當的治療，或者物理治療令病人出現嚴重併發症，這都不是大家樂見的事情。

Take Home Message

● 物理治療師直接收症的時候，有可能會遇上不同的心肺、腦神經問題，甚至內臟轉移痛。

● 急性扭傷有專門測試來檢查傷患是否有骨折的風險。

● 有些問題容易被誤認為是物理治療適應症，如果沒有被辨別出來，或會延誤治療甚至導致生命危險。

參考資料：

Asavasopon, S., Jankoski, J., & Godges, J. J. (2005). Clinical diagnosis of vertebrobasilar insufficiency: resident's case problem. *The Journal of Orthopaedic and Sports Physical Therapy, 35*(10), 645–650. https://doi.org/10.2519/jospt.2005.35.10.645

Bachmann, L. M., Kolb, E., Koller, M. T., Steurer, J., & ter Riet, G. (2003). Accuracy of Ottawa ankle rules to exclude fractures of the ankle and mid-foot: systematic review. *BMJ (Clinical Research Edition), 326*(7386), 417. https://doi.org/10.1136/bmj.326.7386.417

Barnsley, J., Buckland, G., Chan, P.E. et al. (2021). Pathophysiology and treatment of osteoporosis: challenges for clinical practice in older people. *Aging Clin Exp Res, 33*(4), 759–773. https://doi.org/10.1007/s40520-021-01817-y

Blum, C. A., & Yaghi, S. (2015). Cervical artery dissection: a review of the epidemiology, pathophysiology, treatment, and outcome. *Archives of Neuroscience, 2*(4), e26670. https://doi.org/10.5812/archneurosci.26670

Engelter, S. T., Traenka, C., Grond-Ginsbach, C., Brandt, T., Hakimi, M., Worrall, B. B., Debette, S., Pezzini, A., Leys, D., Tatlisumak, T., Nolte, C. H., & Lyrer, P. (2021). Cervical artery dissection and sports. *Frontiers in Neurology, 12*, 663830. https://doi.org/10.3389/fneur.2021.663830

Föger-Samwald, U., Dovjak, P., Azizi-Semrad, U., Kerschan-Schindl, K., & Pietschmann, P. (2020). Osteoporosis: pathophysiology and therapeutic options. *EXCLI Journal, 19*, 1017–1037. https://doi.org/10.17179/excli2020-2591

Finucane, L. M., Downie, A., Mercer, C., Greenhalgh, S. M., Boissonnault, W. G., Pool-Goudzwaard, A. L., Beneciuk, J. M., Leech, R. L., & Selfe, J. (2020). International framework for red flags for potential serious spinal pathologies. *The Journal of Orthopaedic and Sports Physical Therapy, 50*(7), 350–372. https://doi.org/10.2519/jospt.2020.9971

Mauffrey, C., Randhawa, K., Lewis, C., Brewster, M., & Dabke, H. (2008). Cauda equina syndrome: an anatomically driven review. *British Journal of Hospital Medicine, 69*(6), 344–347. https://doi.prg/10.12968/hmed.2008.69.6.29625

Pires, R., Pereira, A., Abreu-E-Silva, G., Labronici, P., Figueiredo, L., Godoy-Santos, A., & Kfuri, M. (2014). Ottawa ankle rules and subjective surgeon perception to evaluate radiograph necessity following foot and ankle sprain. *Annals of Medical and Health Sciences Research, 4*(3), 432–435. https://doi.org/10.4103/2141-9248.133473

Sikandar, S., & Dickenson, A. H. (2012). Visceral pain: the ins and outs, the ups and downs. *Current Opinion in Supportive and Palliative Care, 6*(1), 17–26. https://doi.org/10.1097/SPC.0b013e32834f6ec9

Thomas, L., & Treleaven, J. (2020). Should we abandon positional testing for vertebrobasilar insufficiency? *Musculoskeletal Science & Practice, 46*, 102095. https://doi.org/10.1016/j.msksp.2019.102095

Turnpenney, J., Greenhalgh, S., Richards, L., Crabtree, A., & Selfe, J. (2015). Developing an early alert system for metastatic spinal cord compression (MSCC): red flag credit cards. *Primary Health Care Research & Development, 16*(1), 14–20. https://doi.org/10.1017/S1463423613000376

Zulman, D. M., Haverfield, M. C., Shaw, J. G., Brown-Johnson, C. G., Schwartz, R., Tierney, A. A., Zionts, D. L., Safaeinili, N., Fischer, M., Thadaney Israni, S., Asch, S. M., & Verghese, A. (2020). Practices to foster physician presence and connection with patients in the clinical encounter. *JAMA, 323*(1), 70–81. https://doi.org/10.1001/jama.2019.19003

筋骨鑲黃旗

我對工作敏感

職業安全醫學裡有一種病叫「職業性敏感」（work allergy），泛指因為工作空間內不同致敏原導致的種種呼吸系統症狀。新加坡式英語（Singlish）中也有「allergy to work」的說法，但這說法的意思是指上班族對工作怠倦所產生的症狀。這可以是精神渙散、暴食或厭食、常愛抱怨，以及一些因為久坐在辦公室的常見筋骨肌症狀。

我常常在診症期間打趣地向患有肩頸腰疼痛的上班族說，解決這些痛症的一個最有效的方法——換工作。

知易，行難。房貸、伙食、水電、上網費用、孩子的書簿費、高堂的孝親費，計算一下就知道現實和理想的距離原來是多麼遠。

以前在香港和新加坡的體育學院工作，聽起來好像有個光環在頭頂上；但其實有時體院和一些大企業的職業安全診所沒有兩樣。這些診所的存在，在人力資源的角度來說是員工的福利，但僱主肯花成本建立診所，到底也是為了保障代表了生產力的員工的健康。這些診所裡，有員工感激公司為他們的健康著想，委聘物理治療師處理他們的職業勞損，但也永遠總有一些員工

藉著治療的時間躲懶；也有些員工抱怨公司對他們有甚麼不好，認為自己的狀況是職業勞損，是因為工作而起，但又因為一個「錢」字不能瀟灑地辭職。

有同業曾向我分享一個外勞個案。阿星是個建築工人，為了出外打工，他到埗之前給了中介一大筆錢，所以他在外起碼要工作三五年才可能回本。然而，阿星因為身體的勞損，他的狀態其實一年來也沒有多少天是適合上班的。他的病假都用完了，無薪假放太久又會影響工作簽證的續期，一旦此時帶著傷病回鄉，他不只難以找到不需要體力勞動的工作，更無法再享受公司原有的免費物理治療福利。這進退兩難的局面，是物理治療師認為最難搞的。

難搞的原因除了因為不能勸阻他們上班，也因為物理治療師知道，雖然大學課程教會我們處理筋骨痛症當中的機械性問題，但筋骨肌問題的複雜程度遠超於機械性和結構性的問題。

1977 年，精神科醫生 George Engel 發現當時醫生的思維模式正在去人性化，因為以下三個原因：

一、只當人體是一台機器，忽略了病人的心理狀態如何影響病症的發展。
二、醫生完全靠物質化方法或減去法來找出病人的問題。一旦沒有相關的臨床和其他診斷檢測，從身體的系統、結構或細胞層面證明求診者身體是有病的，醫生就會直接表示：「病人沒有病，沒甚麼其他可以幫助的事，那我先去看下一位病患⋯⋯」
三、醫生其實沒有可能 100% 客觀地去診斷病人的問題，與病人互動的過程中，總會帶著點個人情感和先入為主的想法。

為了提升治療的果效，George Engel 主張醫者要理解疾病對病人在「生、心、社」三方面的影響。時至今日，這說法已成為處理長期痛症，甚至精神健康問題的既定模式。如果問診期間，醫護發現病人的問題有大部分是來自心理狀態或者社交問題，行內都會稱之為「黃旗症」（yellow flag）。

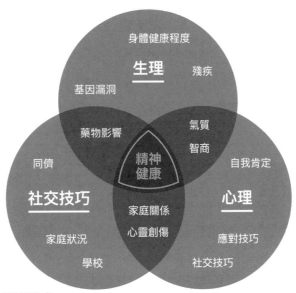

圖 1：生心社健康模式

複雜的筋骨肌痛症——
生心社模式（biopsychosocial model）
的七個要點

> **要點一：生理上的改變不一定會形成疾病。生病有不同的成因，可以是身體的組織細胞和粒子、個人問題或社交問題。心理狀態在某種程度上也會引起疾病，又或者令病人患上疾病後承受更大痛苦，甚至可以在生理指標上顯示出來。**

紐約大學駐校作家兼醫學網站編輯 Ivan Oransky 在 *TedTalk* 提及現在的醫學將很多身體的變化形容成一種病，因為這樣才可將之變成一個產業鏈。例如常見的「前高血壓」、「前高膽固醇」等「疾病前狀態」，現時在美國也變成醫療保險可以索償的狀況。

腰背痛、肩膊痛等筋骨肌症狀，若果沒有被影像診斷或者驗血等生理指標導向為一種「疾病」，但病人仍然選擇到診所求診，一般會歸類為「非特定長期腰背痛」（non-specific chronic lower back pain）、「肩旋袖肌相關痛症」（rotator cuff related pain disorder）。另一方面，聖地牙哥加州大學骨科客座副教授 Shahidi 的研究顯示，在心理壓力的影響下，上班族用電腦工作時頸椎會向前傾，斜方肌的活動也會特別高，形成「鵝頸」姿勢，或會導致長期頸痛。物理治療教授司徒佩玉的研究也證明了長期患有頸痛人士在用電腦打字時也會有類似的姿勢變化和斜方肌活動增加，可見這些因素是相互影響的。

要點二：檢查發現的生理問題不一定能解釋病人身上的症狀，或者能為此賦予任何意義。

「椎間盤突出」最能說明這要點。

腰痛病人到物理治療診所前，如果已先看過醫生和照過一大疊 X 光和磁力共振片，很多都會一坐下來就用自己從醫生聽來的僅有的醫學詞彙「拋書包」，嘗試解釋他們的身體出了些十分嚴重的問題。

當看見關鍵字表示椎間盤雖然有突出，但沒有明顯阻斷中央及周邊脊椎神經，而且所謂坐骨神經痛其實是因為長期坐在辦公室缺乏運動，導致臀肌繃緊及痙攣，治療師往往要用很多力氣才能向患者解釋清楚，症狀其實和照片一點關係都沒有。

要點三：心理狀態對病情的發展、嚴重程度及維持時間的影響力，可能比生理上的疾病更甚。

一般來說，病人受運動傷害後，不用動手術治療的話，按正常的組織復原速度，12 個星期就應該完全康復了。可是，若果運動員有來自不同持份者甚至自己本身的壓力，心理上不斷想要復操和復賽，痛楚有可能不期然地在繫好鞋帶，剛好在緩跑徑暖身的時候出現。面對本身精神健康狀況不佳，或者職業合約受傷患影響的運動員，治療師都要有心理準備他們的痛症會比較難搞。

要點四：將自己標籤成為一名病人的求診者，不一定代表生理上存在任何疾病。

治療師常見一種很愛將自己標籤成「壞了的」，經常流連診症間的病人。或許診症間對於他們來說，是溫室和避難所。例如對生活艱難的在職媽媽來說，每星期一小時的治療課，可以幫助她們暫時離開辦公室和自己的家，不用參與職場上互相廝殺再向上爬的魷魚遊戲；又或者不用面對在家靜靜地上個廁所時，孩子在門縫透著的那含情脈脈、想要媽媽抱抱的眼神。這些媽媽總會出現在治療師的日程表裡，因為一旦「康復」了，就代表她們沒有離家喘息的藉口了。

要點五：治療生理問題的方法，其原理可以從心理上著手，例如安慰劑作用。

發明撲熱息痛（paracetamol）的藥廠在宣傳稿上宣稱這種藥可以治腰背痛。

　　然後，悉尼科技大學物理治療系高級講師 Saragiotto 的考科藍回顧結集了共 1,785 名急性腰痛病人使用撲熱息痛紓緩痛症的臨床數據，發現服用撲熱息痛雖然有止痛效果，但不比安慰劑的治療效果優勝。痛楚指標及生活質素的調查不論在即時或短期（由 3 星期到 12 星期不等）都出現同樣結果，證明撲熱息痛的止痛效果並非來自於其認為有止痛作用的成分。澳洲悉尼大學研究員 Machado 有關非類固醇消炎藥治療腰背痛療效的文獻回顧顯示，撲熱息痛除了未必有比安慰劑優勝的治療效果，更有 2.5 倍高的風險造成胃部症狀及不適。

　　同樣，非類固醇消炎藥也曾經給腰背痛患者美麗的治療想像。英國國家健康暨社會照顧卓越研究院（National Institute for Health and Care Excellence, NICE）的指引提及，可以考慮非類固醇消炎藥作治療腰背痛及坐骨神經痛的第一線治療，但根據上述 Machado 做的文獻回顧，發現藥物雖然可以紓緩背痛，但在數據上，非類固醇消炎藥和安慰劑的「治療」效果沒有明顯的分別。

　　新南威爾斯大學臨床醫學教授 Ian Harris 在其著作 *Surgery, the Ultimate Placebo* 提到，要做地表最強的安慰劑，通常都被不同持份者塑造成「愈多愈好」。愈大型的治療儀器（如牽拉床）、愈貴的診金和治療費用、愈複雜的治療程序、愈強的入侵性（所以有人會認為「針」比「啪」有效，「啪」比「搓」有效），再加上愈多醫療人員「專業」推薦，就愈能增強安慰劑的「治療」效果。

　　不少痛症病人在治療期間，都很喜歡選擇愈痛的治療方法，要醫師出盡吃奶之力使勁地搓痛處。因為有了這痛楚的記憶，或許可以在真正痛症發作時，告訴自己這感覺遠遠比不上治療期間的痛楚。又會有病人認為，做治療做到痛，才會覺得自己有為自己的身體健康付出過努力。

要點六：醫患關係會影響治療效果，治療成功甚至全靠醫護能說服病患配合治療方案。

某天有位同事找我求救。

「我弟弟想找你看物理治療。」

「甚麼？你自己不就是物理治療師嗎？」

「我已經叫他做伸展，但他老是不聽我這個姐的話……說服不了他做伸展，我惟有說服他來看你。」

從同事在電話中提供的資料，我已略知道她弟弟的膝蓋大概是出了甚麼問題。但為了「做戲做全套」，我還是要在儀式上做完所有檢查，然後重複一次他姐姐觀察完所得出的結論。或許是真的在診所裡認真地做檢查，而不是隨便在家中飯桌茶餘飯後討論的「病情」，雖然結論是一樣，但家人和外人對自己說同一番話，有時真的有不同效果。

正式做過一節伸展後，他已經可以回去跑步，我也不再被牽扯進他們的家事裡了。

要點七：和實驗室那些沒有情感交流的白老鼠不一樣，病人會因為他們如何被研究而影響症狀和治療效果，臨床研究人員也會因為實驗對象而影響研究及治療結果。

醫患之間的交流中，醫者會因為不同的偏見、信念和想法，希望病人提供自己最想聽到的答案，然後將病人投進一些刻板印象裡。早期物理治療師和骨科醫生（例如 McKenzie 和 Cyriax 的治療系統）喜歡因應病人在哪個動作或姿勢引起腰背痛的基礎下，創建一大套理論去解釋這動作會對脊椎結構有甚麼影響，然後設計一套專門動作和運動去改善這種狀況。這正是 Engel

認為醫生為人詬病的地方，將病人的病症完全只和結構、關節活動能力和肌力等扯上關係，而忽略「生、心、社」相互影響的情況。

過去幾十年因為不同醫護人員對上述系統的療效有極大信念，除了有不少相關科學研究外，這兩套系統的治療法也曾經提供相關持續進修課程供物理治療師修讀。每次有相關課程出爐，要報名的治療師都多得要抽籤。

只要有鎚子在手，甚麼問題看起來都像釘子

物理治療課程中，用了很長的篇幅從生物醫學及力學的角度教導治療師如何從外到內再到外了解筋骨肌痛症的形成和發展。自然地，物理治療課程也很著重治療師如何用生物醫學角度解決筋骨肌痛症的問題。

2005 年，科廷大學物理治療教授 Peter O'Sullivan 等人發現筋骨肌長期痛症與心理狀態和社交狀況的關係，提出了長期腰背痛應該分成三大類：

一、醫護人員能夠用生物醫學原理解釋痛症成因，而病患會因應痛症做出相應的姿勢和動作以補償和紓緩相關痛症。

二、病患主要是因為心理健康和社交狀況出現問題而引致的筋骨肌長期腰背痛症。這類病人的相關動作和姿勢策略沒有對準痛楚根源，例如因為精神緊張而導致聳肩，並形成提胛肌與斜方肌痙攣和繃緊問題的長期痛症。

三、最多人患有的是介乎以上兩者之間，既有生物醫學，又有心理和社交元素，卻沒有真正受傷組織的非特定長期腰背痛。因為害怕身體出現痛症而用單一方式逃避痛症的「動作失調」(movement impairment)，或者是明明某種動作會引起痛症，卻一直將自己維

持在會令痛症惡化的姿勢或進行相關動作的「控制失調」（control impairment），都屬於這範疇。

「挺直腰板」這建議本身也可以害人不淺

O'Sullivan 教授的徒弟 Wim Dankaert 副教授發現，第三種病人不自覺地會一直用那令自身腰痛惡化的姿勢來活動，沒有意識要轉換另一個舒適的方式來活動。很多人坐久了感到腰痛都懂得伸個懶腰，但這第三種病人不能自覺地轉換姿勢。因為動作失調的會用盡方法逃避痛症，例如醫護人員說要挺直腰板，他們就將腰挺得異常筆直，但不知道自己正在耗損背肌，形成痙攣繃緊；另一方面，控制失調的病人，以為自己的腰板挺直了，但其實根本沒有將盆骨捲回應有位置，背肌仍然躺平。

周太太因為長期腰痛，一直強忍，到孩子上小學有空檔才跑去做物理治療。幾年前，她曾在沒有受傷的情況下出現嚴重腰痛，連帶雙腳麻痺無力，需送往急症室治療。醫生檢查後發現周太太的腰痛處的左邊，正是腰椎第四和第五節，有和症狀相對應的壓到神經線的椎間盤突出，於是連忙把她送到手術室，把被擠出來的椎間盤削掉，令神經線有休養生息的空間。

周太太出院後，醫生見她雙腳的力量逐漸恢復，麻痺的狀況也明顯減少，於是安排她出院。但不知道醫生跟她說過些甚麼，還是她對被手術刀修理過的腰椎有甚麼不信任，她這幾年除了神經痛症消除外，腰痛沒有甚麼好轉。她以為這是因為自己的腰板挺得不夠直，所以在家裡跟著網紅做「核心肌群」運動，怎料愈做愈痛，也沒有意識這些運動到底對痛症有沒有幫助。

治療師問診後叫她做幾個彎腰示範，發現她連彎腰，腰椎也可以反地心吸力地完全繃緊，像日式百貨公司十點鐘開門時，店員向你鞠躬致意的 L 形

姿勢。治療師見到這個狀況當然嘆為觀止，到周太太躺平時，其背肌在完全趴下的狀態下，也是完全繃緊的。治療師的觸診舉步為艱，只碰到她腰間的皮膚，周太太的神經已經異常敏感。

手法治療下不了手，下針又會暈倒，這種肌肉靈敏度連電療都成問題。因此，治療師首要是替她找出一個可以放鬆的方法。

治療師叫她坐在健身球上，然後向前彎腰直到手指尖可以觸地。如果在椅子上做同一動作，患者或能繼續用其異常柔軟的髖關節代償那繃直了的腰板，但換在健身球上做這個動作，患者不是無法將已經向前的重心再往前推將手指尖碰到地板，就是開始逼著自己嘗試將重心向後移，一股恐懼湧上心頭，又不知道怎樣控制核心，結果整個人向後滑倒。

治療師最後成功將她的重心向後移，令她的手可以觸碰到地下，治療師然後叫她將視線移向旁邊的鏡子——治療師無法忘記她那驚訝的表情。過去那幾年，她一直以為挺直的腰板不應該彎下來，更令她震驚的是，她一直以為萬萬不能彎下去的腰板原來可以完全向前彎，還一點痛楚都沒有。

自此以後她繼續回來覆診，但再沒有提過腰痛問題。這種不藥而癒不常發生——治療師甚麼治療法也不用做，病人也不需要很勤勞地做「家課」，可見病人有時需要的只是一個範式轉移。

O'Sullivan 教授發現，腰背痛長期被病人甚至醫護認為脊椎有結構性損傷。尤其在先進國家的醫療制度下，為了避免病人質疑醫護的診斷能力而引發訴訟個案，影像診斷（尤其是磁力共振）的個案數字一直大幅上升。可是，將影像上的偶然發現硬套在病人的症狀上，甚至打針和動手術解決問題，反而會令痛症加劇，甚至影響病患的日常功能。

傳統物理治療在診症間提供的被動手法治療、軟組織放鬆、電療及貼紮等，雖然有短期效果，但沒有證明說長期會有治癒作用，治療的原理和理論也沒法用科學方法證實。而另外一些聲稱針對腰背痛的治療運動，都說可以影響脊椎力學，改善姿勢；但諷刺的是，即使很多人的姿勢如書本理論上所說般糟糕透頂，但完全沒有腰背痛。一大堆學者想用格線描畫出「完美姿勢」，得到最科學的答案，可是事實是：天下間沒有所謂的標準姿勢。雖然還有很多穿白袍的人在街頭說你的姿勢向前傾了 10 度，需要價值一萬多港元的整脊治療套餐預防痛症。

照顧長期痛症患者的技巧

人體工學發展迅速，但同時又給予大眾一個美麗的誤會，以為人體是一件小心易碎的物件，需要大量資源去維護。枕頭、床墊、辦公室可升降的枱椅……這些動輒要數千甚至過萬港元的東西，或許真的可以協助減少一些病患，無須見物理治療師處理問題；但也有另一些患者最後還是要到物理治療診所掛診，因為他們即使花了很多錢買這些東西回家，但那些「符合人體工學」的東西卻不能起任何治療效果。

反而，很多和病理無關的指標，例如病人對症狀的理解、治療師對症狀處理有多大信心、病人認為自己有多大能力控制自己的病情等，卻最能影響治療效果。故此，O'Sullivan 教授建議臨床人員照顧長期痛症的病患時，需要以下技巧：

一、鼓勵性、具有反省及有效的溝通技巧；
二、靈敏地摸索病人對痛症的信念、情緒、行為反應，以及產生痛症的前因後果；
三、批判思考及多層面的臨床辨證；

四、檢查時除了考慮骨肌關節的痛感外，醫護人員需要觀察病人對痛症
　　的行為反應，例如因為恐懼痛症而繃緊姿勢的動作；

五、盡力透過正面、非脅迫性及量身定做的病人教育，解釋痛症的前因
　　後果，找到加劇痛症嚴重程度的影響因素；

六、透過改變病人的行為加強對痛症的掌控，盡量令病人回歸正常生
　　活，將生活焦點集中於有意義的事情上；

七、醫護要親手提供治療，也提供關於患者脊椎的正確資訊（例如脊椎
　　可以承受多少負荷），減少痛症體驗對病人的心理威脅，協助他們
　　尋求主動、動態的行為改變模式；

八、鼓勵病人依據個人喜好，建立健康的生活模式；

九、醫護應幫助病人建立自我效能，有效自我管理長期痛症症狀。

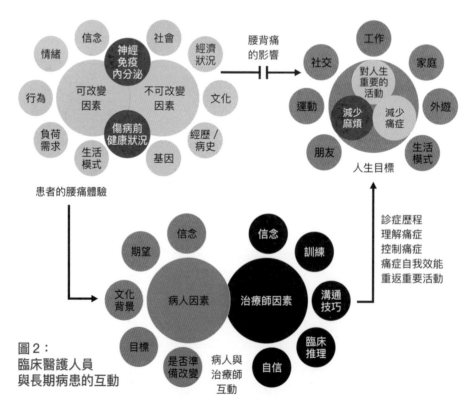

圖2：
臨床醫護人員
與長期病患的互動

以上是病人甚至治療師對「好的治療師」的美麗想像。我自問也不敢說能在每一位病人身上做到以上所有。

然而，當長期痛症病患渴求醫護可以對他們有這樣的同理心時，醫護往往卻未能在知識和心態上準備好如何應付這類病人。物理治療師 Synnott 的文獻回顧探討了執業物理治療師面對受心理及社交影響的長期痛症病人時的應對情況，結果顯示很多治療師對此都是充滿無力感。

病人紀錄上的 MFY

在香港物理治療行業的治療紀錄上，治療師偶爾會用 MFY 來形容一些明顯受心理和社交因素影響的長期筋骨肌痛症病人。

看看一個在物理治療部每星期做一次拉腰治療，風雨不改拉了 10 年的腰痛病人的例子。正常人拉了數次後，如果腰痛沒有改善，自然會自動放棄治療，尋求其他良方。但那個患者拉腰拉了 10 年都沒有止痛——幸好腰沒有變長——卻仍然視拉腰為信仰。儘管不少同事都認為這想法有問題，但未敢去戳破。一來病人本身是退休公務員，可享受每週到物理治療部拉腰的福利。將病人送上牽引床其實都是由物理治療助理完成，不用花治療師甚麼診症時間，而且雙方一買一賣，貨銀兩訖，所以沒有人想打破這個慣性。二來治療師挑戰病人想法容易遭到投訴，彷彿鼓勵病人找經理麻煩，這是管理層最不願意見到的。

有天終於輪到我去看那位 VIP，上司提醒我，千萬不要提起「10 年」這個字眼，甚至提醒我不要在問診時觸碰他的人生，探索到底有甚麼遭遇引致他就算明知拉腰不能止痛，也繼續每週一大清早跑到醫院，用 45 分鐘做一個無效的治療。

病人完成被治療師檢查的「儀式」，跟著由助理帶上牽引床拉腰──禮成，下星期再見。至少由我入職到辭職的一天，那位病人仍然堅持覆診。

甚麼叫做 MFY？「麻煩友」是也。這群人中，有人會要求物理治療師在單節做八個部位共一個小時的超聲波治療，有人會要求每星期兩節，每節兩小時的被動治療⋯⋯更多的是，他們會執意要求治療師進行一些無助病情的治療。

黃旗症病人之所以「麻煩」，是因為痛症大多不是從患處的損傷而來，而是夾雜了很多心理和社交因素，但偏偏他們會因為痛楚的位置在骨關節裡，所以會誤以為這是骨關節結構的問題，於是向骨醫和物理治療師求診。

物理治療師 Synnott 的文獻回顧指出，物理治療師或許都知道黃旗症病人的痛症跟心理健康和社交狀況有直接關係，但不會在診症期間在患者面前說穿。

「病人是因為讀到診所的宣傳資料，認為自己需要這些治療才找上門來的⋯⋯如果我說這些治療沒法解決他的症狀，一來我會流失一名客人，二來病人不會因為我不接他這個個案，自己找到解決辦法。我繼續治療至少可以給他一個希望，我也不忍心告訴他，物理治療無助他的病情。」

「一般病人選擇找物理治療師，其實心裡早有一個先入為主的想法，認為這是結構性或機械性的問題。如果我說病人的問題是心理因素居多，我怕這不是病人想聽的，這或會影響我和病人之間的信任，日後我向病人提出的

治療建議也未必容易被接受。設身處地，如果你是病人，當你向物理治療師求診時，你也不希望被沒有心理學背景的人說你是神經病。」

更多的是，在治療師的潛意識裡，他們不自覺地污名化這些病人。

「那些不做家居運動的懶鬼。」

「她和丈夫關係不好，好像在鬧離婚⋯⋯得不到愛的女人總愛在其他人身上尋找自己應有的注意力。」

「贏了索償官司，當然不會想真正康復吧，最好一週約夠五節，告訴法官自己因為這宗意外帶來這麼多後遺症。」

缺乏推動力做自己應做的事，其實也是種抑鬱。但在不少治療師眼裡，是病人逃避責任，以為將自己交予物理治療師就可以解決問題。

「這腰痛啊，要從 20 歲那宗車禍講起⋯⋯」這是一位 70 歲的婆婆在第一節物理治療對治療師說的開場白。治療師以為只要在第一節花些時間聽一次，就可以省卻日後的問診時間。殊不知，婆婆每一次見治療師時都將時間停留在自己 20 歲的時候，像播卡式帶一樣，每次都要由頭到尾講述一遍自己看治療的因由。雖然學校教導治療師聽診要有耐性，但這種講故事的方式，也不是所有治療師都能承受得住。

然後，就輪到物理治療師開始出現對工作敏感的症狀，只要一聽到這些黃旗病人的名字出現在預約名單裡，治療師除了感到有點膩，也開始覺得工作動力下降、情緒低落、頭痛、食慾不振，彷彿是另一場輪迴⋯⋯

Take Home Message

- 除了傷患本身,社交及心理狀況也可以影響痛症。若果這些因素被認為對痛症起關鍵作用,會被稱為「黃旗症」。

- 物理治療師雖然對這些影響因素有了解,但不一定有信心妥善處理這類病症。這些影響筋骨肌痛症的社交及心理因素會影響病人的姿勢及動作模式;物理治療師亦會透過改變姿勢及動作模式去改善痛症。

參考資料:

Borrell-Carrió, F., Suchman, A. L., & Epstein, R. M. (2004). The biopsychosocial model 25 years later: principles, practice, and scientific inquiry. *Annals of Family Medicine, 2*(6), 576–582. https://doi.org/10.1370/afm.245

Cohen, M., Quintner, J., Buchanan, D., Nielsen, M., & Guy, L. (2011). Stigmatization of patients with chronic pain: the extinction of empathy. *Pain Medicine (Malden, Mass.), 12*(11), 1637–1643. https://doi.org/10.1111/j.1526-4637.2011.01264.x

Dankaerts, W., & O'Sullivan, P. (2011). The validity of O'Sullivan's classification system (CS) for a sub-group of NS-CLBP with motor control impairment (MCI): overview of a series of studies and review of the literature. *Manual Therapy, 16*(1), 9–14. https://doi.org/10.1016/j.math.2010.10.006

Falla, D., Bilenkij, G., & Jull, G. (2004). Patients with chronic neck pain demonstrate altered patterns of muscle activation during performance of a functional upper limb task. *Spine, 29*(13), 1436–1440. https://doi.org/10.1097/01.brs.0000128759.02487.bf

Jung, N., Wranke, C., Hamburger, K., & Knauff, M. (2014). How emotions affect logical reasoning: evidence from experiments with mood-manipulated participants, spider phobics, and people with exam anxiety. *Frontiers in Psychology, 5*, 570. https://doi.org/10.3389/fpsyg.2014.00570

Machado, G. C., Maher, C. G., Ferreira, P. H., Pinheiro, M. B., Lin, C. W., Day, R. O., McLachlan, A. J., & Ferreira, M. L. (2015). Efficacy and safety of paracetamol for spinal pain and osteoarthritis: systematic review and meta-analysis of randomised placebo controlled trials. *BMJ (Clinical Research Edition), 350*, h1225. https://doi.org/10.1136/bmj.h1225

Machado, G. C., Maher, C. G., Ferreira, P. H., Day, R. O., Pinheiro, M. B., & Ferreira, M. L. (2017). Non-steroidal anti-inflammatory drugs for spinal pain: a systematic review and meta-analysis. *Annals of the Rheumatic Diseases, 76*(7), 1269–1278. https://doi.org/10.1136/annrheumdis-2016-210597

National Institute for Health and Care Excellence (NICE). (2016). *Low back pain and sciatica in over 16s: assessment and management NICE guideline.* Retrieved August 25, 2022, from https://www.nice.org.uk/guidance/ng59

O'Sullivan P. (2005). Diagnosis and classification of chronic low back pain disorders: maladaptive movement and motor control impairments as underlying mechanism. *Manual Therapy, 10*(4), 242—255. https://doi.org/10.1016/j.math.2005.07.001

O'Sullivan, P., Caneiro, J. P., O'Keeffe, M., & O'Sullivan, K. (2016). Unraveling the Complexity of Low Back Pain. *The Journal of Orthopaedic and Sports Physical Therapy, 46*(11), 932—937. https://doi.org/10.2519/jospt.2016.0609

Saragiotto, B. T., Machado, G. C., Ferreira, M. L., Pinheiro, M. B., Abdel Shaheed, C., & Maher, C. G. (2016). Paracetamol for low back pain. *The Cochrane Database of Systematic Reviews, 2016*(6), CD012230. https://doi.org/10.1002/14651858.CD012230

Shahidi, B., Haight, A., & Maluf, K. (2013). Differential effects of mental concentration and acute psychosocial stress on cervical muscle activity and posture. *Journal of Electromyography and Kinesiology: Official Journal of the International Society of Electrophysiological Kinesiology, 23*(5), 1082—1089. https://doi.org/10.1016/j.jelekin.2013.05.009

Synnott, A., O'Keeffe, M., Bunzli, S., Dankaerts, W., O'Sullivan, P., & O'Sullivan, K. (2015). Physiotherapists may stigmatise or feel unprepared to treat people with low back pain and psychosocial factors that influence recovery: a systematic review. *Journal of Physiotherapy, 61*(2), 68—76. https://doi.org/10.1016/j.jphys.2015.02.016

Szeto, G. P., Straker, L. M., & O'Sullivan, P. B. (2005). A comparison of symptomatic and asymptomatic office workers performing monotonous keyboard work—1: neck and shoulder muscle recruitment patterns. *Manual Therapy, 10*(4), 270—280. https://doi.org/10.1016/j.math.2005.01.004

第二章
使用方法

2.4

觸診的神奇

近年疫情肆虐，有一家診所要求病人先在網上接受物理治療師問診，再由物理治療師決定病人是否需要面對面診症。

觸診的重要

原本這措施目的是要在疫症期間盡量減少治療師和病人不必要的社交接觸。但基本上全部病人在網上見過物理治療師後，物理治療師都判斷需要安排病人到診所面見。有些病人抱怨為甚麼要花時間網上診症，既做不到觸診，又要多花時間才能真正找到問題的根源。治療師和病人雙方呆坐電腦前，因為沒法進行臨床測試和觸診，所以得不到診斷結論。有些病人若果同一天內安排到超過一節的治療時段，索性直接預約兩節治療，頭一節是網上會議，然後叫計程車到診所直接看第二節「覆診」。

治療師當然知道觸診有多重要，但診所經理似乎也低估了病人看物理治療有多需要治療師的觸診。

一位病人確診了乳癌，在家鄉的醫院由腫瘤科醫師將腫瘤切除。她知道腫瘤切除後仍然需要做化療，於是搜遍大江南北，找到全國最好的癌症中

心，然後就決心拖著行李前往求醫。豈料三個月後，她又回到家鄉找回原來的腫瘤科醫師。

「你已經找到最好的大醫院治療你的病，為何又回到這小醫院看診呢？」

她有點欲言又止，但還是把原因說出來：「那醫學中心有最好的環境、最好的接待人員、最好的病房設施⋯⋯但那裡的醫護人員從頭到尾都沒有碰過我的患處。」

你可能會想：全國最好的癌症醫院，有最好的影像診斷，有更快更精準的癌細胞因子和基因測試，醫生可能只需看著一堆數據和病人的病理報告，檢測指標自然信手拈來，何需觸診呢？

但對病人來說，觸診有著莫名其妙的重要性。

臨床測試不如大家想像中準確

物理治療師為病人觸診的時間大多數比醫生多，其中一個原因是他們沒有權限轉介影像診斷，到近年有物理治療師經專科訓練後可以用診斷超聲波做篩檢後，情況才有所改善。有了實時超聲波的資訊，病人除了有機會省卻一大筆錢來照磁力共振，超聲波的動態影像比掃描的靜態影像有時更能反映患處在運動期間的真實情況。

有時在診症間裡，治療師懷疑病人皮下的哪一條韌帶或者筋腱撕裂了，都喜歡找旁邊的治療師同事再確認一下。治療師相信，自己的臨床經驗愈豐富，以後的觸診會更準確；更相信多於一位治療師為病人提供資訊，病人對確診的信心會有所提升。

很多時候，因為候診室病人太多，醫者都想用一條問題，或者一個測試來找出病人問題的癥結，對症下藥。同樣，病人來到診症室，也希望醫者可以很快地做出準確的診斷，及早治療。

然而，理想和現實，總帶著不多又不小的差距。

骨科教授Karachalios 在 2005 年發表文章，介紹了一個他團隊認為是當今在臨床應用上診斷半月板損傷最準確的測試。這個測試名叫 Thessaly test（Thessaly 是 Karachalios 任職的大學名稱），醫者會要求病人扶著醫者（或測試者），用患肢單腳站立，膝蓋彎曲 20 度，以患肢為中心，把身體作順時針和逆時針來回旋轉，看看膝關節有沒有產生痛楚。他的報告指出此測試方法檢測到半月板損傷的靈敏度接近 95%，與當時一般醫師臨床做的測試相比──例如 McMurray test（病人平躺，醫者將病人的膝關節屈曲，然後在膝關節張開的同時把膝關節分別向內扭和向外扭，維持著壓力直至膝關節完全伸直為止，看看膝關節有沒有被「鎖死」或發出奇怪聲音等，過程中不一定會產生痛楚）和 Apley test（醫師先讓病人俯臥著，拉起病人的小腿，令病人的膝關節屈曲，然後旋扭病人的小腿，再將小腿向下壓，檢查半月板受到擠壓時會否產生不適和痛楚）──Thessaly test 準確得多。根據骨科顧問醫生 Blyth 的文獻回顧，McMurray test 和 Apley test 的靈敏度分別只有 63% 和 58%。靈敏度 95% 的 Thessaly test，聽起來像是診症間的救星。

2009 年，美國一陸軍醫院的醫生 Harrison 刊登有關 Thessaly test 靈敏度的測試結果。他找來 116 名病患，其中 66 名在 Thessaly test 有陽性反應的病患到手術台用內窺鏡檢查，當中有 65 名真的有半月板傷害。從他的病人資料庫可以知道 Thessaly test 的靈敏度有 90%，而肯定陰性反應（代表沒有半月板傷害）的特異度也有 97.7%。

這兩篇文章對於富經驗的醫生來說，可能只是在工具箱裡再多添一把診斷半月板問題的利刃，但對知識和資源有限的物理治療師和學生來說，靈敏度為 95% 的臨床測試卻容易令他們墮入誤診的陷阱，即使問診不足，也敢憑此在臨床導師面前胸有成竹地說病人的半月板有問題，甚至以為可以憑此在實習中取得高分。

單憑 Thessaly test 斷症的學生

我真的遇過這樣的學生，他因為這個測試而跟導師鬧得面紅耳赤。

有名病人因為打羽毛球扭傷膝關節，一星期後還有痛楚，於是到物理治療部求診。學生的問診漏掉了很多細節。醫生 Wagemaker 和同屬一間醫院的 Kastelein 的研究均指出，如果問診夠仔細，包括受傷事件發展的經過，當時膝關節扭傷時有沒有承受體重，有沒有向內或外旋扭，扭傷當刻有沒有聽到「卜」一下的聲音，事發後能不能持續活動等細節，家庭醫生可以憑這些資訊決定是否需要把病人轉介到專科跟進。然而，在診症室這些都很容易被忽略、被遺忘，可能是因為病患在電光火石間失去了事發經過的記憶，也可能是因為醫者沒辦法在短短數分鐘的對談中得到病人的信任，令病人可以將事發經過和盤托出。

學生的問診拿不到細節資料，然後單憑一個陽性的 Thessaly test 就告訴導師病人扭傷了半月板，要求立刻轉介骨科安排手術，病人當然被嚇得臉色慘白。學生拿出 Karachalios 和 Harrison 的文章支持自己的判斷，認為是畢業多年的導師因為沒有更新最新醫學資訊，所以不知道現時已有一個如此強大的臨床測試。

學生以為單憑測試病人找到診斷，實習就可以拿到高分。

導師並不是懼怕學生用新發表的研究成果挑戰自己，而是覺得學生太早判斷病人的半月板有問題，如此的診斷欠缺全面而完整的思考過程，容易導致誤診，搞出大麻煩。

學生的實習是在 2018 年，其實 2015 年分別有物理治療師 Goossens 和骨科顧問醫生 Blyth 另外對 Thessaly test 的準確度進行的測試，發現 Thessaly test 和膝關節內窺鏡檢查比對，兩者靈敏度分別只有 64% 和 66%，特異度只有 53% 和 39%。

爭吵過程中，導師也曾以為是自己沒有更新資料庫，但看到所有靈敏度測試的發表日期後，可算真相大白了。

最後病人被轉介去照磁力共振，膝蓋半月板確實有撕裂，但學生的實習最後也是不及格。除了因為對病人傷患的診斷太武斷外，最致命的是在實習時遺失了大量病歷紀錄。大學原本以為事件是學生和導師頂嘴的小事，還派了教授親自找導師賠罪，希望可以息事寧人；但當教授聽到事情的來龍去脈後，加上遺失病歷的事情曝光，也不敢再為學生爭取甚麼原諒了。

肩痛的臨床檢查

類似的情況同樣出現在肩痛的臨床檢查中。

以前唸書時關於肩膊的筆記，有一大堆檢測肩膊脫臼 (dislocation or subluxation)、關節盂唇連帶二頭肌筋腱撕裂 (superior labrum tear anterior to posterior, SLAP)、肩峰下夾擠症 (shoulder impingement syndrome)、旋袖肌筋腱退化甚至撕裂 (rotator cuff tendinopathy/rupture) 的臨床測試。要掌握如何訓練出一雙巧手進行測試已經花掉了不少時間，哪裡還有心神去想這些臨床測試有多少靈敏度和特異度？

大學老師會說，如果陽性的病症中，你的臨床測試做不出陽性結果，是因為你雙手不夠靈巧。如果病人沒有事，但你的測試引致病人痛楚，也是因為你的雙手不夠靈巧。當我們臨床實習時，才明白以上所有的診斷原來可以單一、三兩個或全部同時存在。我們曾天真地以為可以透過將病人的肩膊放在不同位置，做不同的手法，或者要求病人做出不同動作就能得到我們想要的理想效果，如測試的組織受到拉扯或擠壓，只要聽到有鬆脫的聲音，或者平常困擾的痛楚在測試中出現，就可以幫助確診。但事實是，受了傷的肩膊可以同時有多樣組織損傷，像鍋裡香噴噴的字母湯，在同一鍋湯裡撈一勺，可以見到 A，也可以見到 B、C 或者「all of the above」。隔著皮囊檢測出來的，和最後醫生在手術台剖開所看見的，可以吻合，也可以完全是兩碼子的事。

在權威的考科藍文獻回顧（Cochrane review）或者英國運動醫學雜誌（*British Journal of Sports Medicine, BJSM*）署名發表回顧文章的作者說，把自己的名字為自己發明的臨床測試冠名的醫護人員，都會發表一篇論文吹噓自己發明的臨床測試的靈敏度和特異度有多高，但其後其他醫護只要為該測試做一個靈敏度研究，結果往往會出現不同的變數。作者們最後都只是建議用這些測試可以作篩檢，但多做數個測試可能會準確一點，病史問得仔細點又可以令診斷更準確一點。測試未必真的百分百準確，但要足以準確去決定病人是否需要照片或者轉介專科醫生診治。

物理治療師盧志毅等人建議，在診症間裡，若果肩膊疼痛非因創傷引起，而問診和臨床測試後覺得病人患的是和旋袖肌有關的肌腱問題時，千萬不要信誓旦旦地說十分肯定病人肩膊痛的診斷。醫護應該將焦點由找出一個診斷，轉移到跟病人解釋旋袖肌的功能，協商一個解決方案。

鼎泰豐「黃金十八摺」
與脊椎的觸診和手法治療

談到小籠包，大家不可能不想起鼎泰豐。這家店的特色是，小籠包師傅要到工作枱包小籠包，最少要經歷三至五年的訓練，每個小籠包的皮一定是5克，餡一定要有16克，皺摺一定要有十八摺，這個標準在他們世界各地的分店都一式一樣，號稱「黃金十八摺」。

鼎泰豐師傅可以毫無偏差地包出「黃金十八摺」，病人也希望醫者能像鼎泰豐師傅一樣有一雙妙手，只要手一碰過，便毫無偏差地找到問題癥結，對症下手（藥）。

但醫生和物理治療師的訓練不可能像鼎泰豐一樣在世界各地都用同一套方法。就如一些曾接受傳媒訪問的鼎泰豐師傅所說，皮和餡可以用磅秤去量，增加準確度，但那「黃金十八摺」就只能靠不斷練習，練到熟能生巧。醫者的觸診和手法治療何嘗不是要不斷練習？

學生要學的觸診，有靜態和動態的檢查。靜態檢查相對簡單，病人只需趴在治療床上，由導師教學生找出不同的解剖地標，學生要記住指頭下有甚麼結構，「痛則不通」，如該位置有痛楚就可以推論該身體部分有損傷。另外物理治療師會花不少時間做動態檢查，手法治療期刊顧問編輯 Huijbregts 的文獻回顧指出，醫者會假設每一節脊椎都有其應有的活動幅度。病人不論是平躺或側臥，被動地由物理治療師做脊椎活動檢查，又或者在盆骨、尾龍骨常用的站立動態檢查時，若果「比平常的活動幅度過多或過少」，而且痛楚位置就近的話，就代表那個位置是問題的根源，需要用手法處理。身兼大學骨科助理教授的他還指出，練習愈多，經驗愈豐富，準確度會更高。

物理治療學生一天到晚待在有治療床的課室裡，雖然練習對象都是沒有痛症的同學，但也要盡量練習到手指頭靈巧一點，可以在臨床實習更快替病人找出問題所在。

不少物理治療師、脊骨神經科（chiropractor）和整骨醫師（osteopath）都一直用研究方式證明觸診的準確性和可靠度。在實驗室，研究人員可以很精準地告訴你每一節脊椎的活動幅度，但臨床治療時只有醫者的手指頭，就如鼎泰豐師傅沒有機器協助包小籠包一樣，脊椎的「鬆」和「緊」也沒有客觀標準。Huijbregts 也引述一項實驗室研究報告，指出胸椎第四、五節在側臥時，從不同角度檢查，鬆緊程度可以相差125%。多年來不同的研究及多個研究學者的文獻回顧都指出，不論是靜態或動態的檢查，都不是一個絕對可靠的檢查，不同醫護人員檢查出來的問題可以差距頗大。可靠度可以因為是由同一位醫者檢查而提高，又或者如塔夫斯大學物理治療系教授 Cleland 在論文中提及的，可經病史確定後將觸診檢查的靈敏度和可靠度提高，但不大穩定的檢查結果都在提醒我們，不論是菜鳥或者是熟手醫師，問診或觸診的醫師地位有多高，問診和觸診都不是最準確的診斷方法。想檢查結果可靠一些，可以堅持每次覆診都由同一個治療師檢查。

觸診感到疼痛不一定代表找到患處所在

麻醉學專家 Siegenthaler 找來了 33 名被臨床認為有單邊頸椎關節痛的人士進行手動關節測試。在臨床觀察上，假設醫者在觸診檢查時發現某節產生病人發病時的痛楚，就代表該關節就是痛症的來源。但研究醫師將止痛藥注射到觸診後懷疑有問題的頸椎關節後，卻又不能真正將痛楚消除。實驗證明經關節測試作出診斷只是個一廂情願的想法。如果參與實驗的人本身有長期頸痛問題，其實不論醫師觸診到哪兒，病人都會在檢查人員施以較低指壓的情況下表示出現疼痛。醫學研究員 Stolz 發現，不論是靜態還是動態觸

診，都是靈敏度低、特異度高的檢查方法，觸診感到疼痛不一定代表已經找到患處所在，但若觸診沒有找出痛楚，就可以排除此處不是痛症來源。加拿大紀念整脊學院客座教授 Nolet 的文獻回顧找到有人做過實驗，證明臀部肌肉的觸診可以幫助醫者分辨盆骨痛症是否坐骨神經痛。我也曾經以為自己有從腰椎神經線轉移而來的坐骨神經痛，被專科醫師在第二節腰椎左邊打了一支止痛針後發現一點效果都沒有，找治療師做檢查才發現是臀肌和梨狀肌引發的問題。

醫者用手檢查脊椎，手指下有病人的皮膚、皮下脂肪、筋膜、肌肉，還有關節和神經線。醫者以為是關節痛，但最後可能發現是比關節更接近醫者手指的皮下筋膜和肌肉引起的痛楚。但 Cleland 提醒醫護人員，雖然觸診沒有入侵性，但若果下手只顧用力，而不是聆聽患者的反饋，整個觸診的過程不論有沒有找出患處，都會令病人愈摸愈痛，除了影響靈敏度，或許會影響醫患之間的信任。

病人曾經分享過她移居到新加坡之前，在香港有一位平常會諮詢又相熟的跌打醫師。他不接「街症」，只會接熟人介紹的病人。就算是熟人，如果醫師發現病人的言談或在觸診期間表現出對自己有一丁點的不信任，他就會直接送客，不會為診金而接一些對自己醫術有任何懷疑的個案。聽說這位醫師的手法特別重，病人被這位醫師檢查和整脊都痛得死去活來。中醫深信「痛則不通」，醫師很用力地搓，認為這是令病人康復的不二法門。

沉浸在一片知識大海裡，我才知道這位跌打醫師的做法原來有強烈的科學根據，因為觸診手法很重，可以將病人的痛苦經驗烙在腦海，這正是他要下手觸診的目的。經過如此痛苦的觸診和手法過程但仍「生還」並繼續覆診的病人，都會是醫師的「頭號粉絲」，相信甚至沉迷這種手法可以紓緩甚至解決他們的筋骨痛症。醫師能開診的時間始終有限，當然只會想留下那些最信任自己，看診滿足感最大的病人吧。

Take Home Message

- 現代的診斷依賴高科技，觸診在診症期間有時會被忽略。

- 診症期間，醫師有沒有觸診或會影響醫患關係。

- 臨床測試的靈敏度和特異度可以很高，也可以很低。

- 臨床測試不可以是診斷的唯一依據。

- 觸診未必可以完全診斷出受傷結構和組織，但或可以排除痛症根源。

參考資料：

Blyth, M., Anthony, I., Francq, B. et al. (2015 Aug). Diagnostic accuracy of the Thessaly test, standardised clinical history and other clinical examination tests (Apley's, McMurray's and joint line tenderness) for meniscal tears in comparison with magnetic resonance imaging diagnosis. *Health Technology Assessment, 19*(62), 1—62. Available from: https://www.ncbi.nlm.nih.gov/books/NBK310289/

Clark, R. C., Chandler, C. C., Fuqua, A. C., Glymph, K. N., Lambert, G. C., & Rigney, K. J. (2019). Use of clinical test clusters versus advanced imaging studies in the management of patients with a suspected slap tear. *International Journal of Sports Physical Therapy, 14*(3), 345—352. https://doi.org/10.26603/ijspt20190345

Cleland, J. A., Childs, J. D., Fritz, J. M., & Whitman, J. M. (2006). Interrater reliability of the history and physical examination in patients with mechanical neck pain. *Archives of Physical Medicine and Rehabilitation, 87*(10), 1388—1395. https://doi.org/10.1016/j.apmr.2006.06.011

Décary, S., Frémont, P., Pelletier, B., Fallaha, M., Belzile, S., Martel–Pelletier, J., Pelletier, J. P., Feldman, D., Sylvestre, M. P., Vendittoli, P. A., & Desmeules, F. (2018). Validity of combining history elements and physical examination tests to diagnose patellofemoral pain. *Archives of Physical Medicine and Rehabilitation, 99*(4), 607—614.e1. https://doi.org/10.1016/j.apmr.2017.10.014

Dessaur, W. A., & Magarey, M. E. (2008). Diagnostic accuracy of clinical tests for superior labral anterior posterior lesions: a systematic review. *The Journal of Orthopaedic and Sports Physical Therapy, 38*(6), 341—352. https://doi.org/10.2519/jospt.2008.38.6.341

Englund, M., Guermazi, A., Gale, D., Hunter, D. J., Aliabadi, P., Clancy, M., & Felson, D. T. (2008). Incidental meniscal findings on knee MRI in middle–aged and elderly persons. *The New England Journal of Medicine, 359*(11), 1108—1115. https://doi.org/10.1056/NEJMoa0800777

Gill, H. S., El Rassi, G., Bahk, M. S., Castillo, R. C., & McFarland, E. G. (2007). Physical examination for partial tears of the biceps tendon. *The American Journal of Sports Medicine, 35*(8), 1334–1340. https://doi.org/10.1177/0363546507300058

Goossens, P., Keijsers, E., van Geenen, R. J., Zijta, A., van den Broek, M., Verhagen, A. P., & Scholten-Peeters, G. G. (2015). Validity of the Thessaly test in evaluating meniscal tears compared with arthroscopy: a diagnostic accuracy study. *The Journal of Orthopaedic and Sports Physical Therapy, 45*(1), 18–B1. https://doi.org/10.2519/jospt.2015.5215

Hanchard, N. C., Lenza, M., Handoll, H. H., & Takwoingi, Y. (2013). Physical tests for shoulder impingements and local lesions of bursa, tendon or labrum that may accompany impingement. *The Cochrane Database of Systematic Reviews, 2013*(4), CD007427. https://doi.org/10.1002/14651858.CD007427.pub2

Harrison, B. K., Abell, B. E., & Gibson, T. W. (2009). The Thessaly test for detection of meniscal tears: validation of a new physical examination technique for primary care medicine. *Clinical Journal of Sport Medicine : Official Journal of the Canadian Academy of Sport Medicine, 19*(1), 9–12. https://doi.org/10.1097/JSM.0b013e31818f1689

Hegedus, E. J., Goode, A. P., Cook, C. E., Michener, L., Myer, C. A., Myer, D. M., & Wright, A. A. (2012). Which physical examination tests provide clinicians with the most value when examining the shoulder? Update of a systematic review with meta-analysis of individual tests. *British Journal of Sports Medicine, 46*(14), 964–978. https://doi.org/10.1136/bjsports-2012-091066

Huijbregts, P.A. (2002) Spinal motion palpation: a review of reliability studies. *Journal of Manual & Manipulative Therapy, 10*(1), 24–39. https://doi.org/10.1179/106698102792209585

Karachalios, T., Hantes, M., Zibis, A. H., Zachos, V., Karantanas, A. H., & Malizos, K. N. (2005). Diagnostic accuracy of a new clinical test (the Thessaly test) for early detection of meniscal tears. *The Journal of Bone and Joint Surgery (American Volume), 87*(5), 955–962. https://doi.org/10.2106/JBJS.D.02338

Kastelein, M., Wagemakers, H. P., Luijsterburg, P. A., Verhaar, J. A., Koes, B. W., & Bierma-Zeinstra, S. M. (2008). Assessing medial collateral ligament knee lesions in general practice. *The American Journal of Medicine, 121*(11), 982–988.e2. https://doi.org/10.1016/j.amjmed.2008.05.041

Lau, B. C., Vashon, T., Janghala, A., & Pandya, N. K. (2018). The sensitivity and specificity of preoperative history, physical examination, and magnetic resonance imaging to predict articular cartilage injuries in symptomatic discoid lateral meniscus. *Journal of Pediatric Orthopedics, 38*(9), e501–e506. https://doi.org/10.1097/BPO.0000000000001221

Lee, C. S., Goldhaber, N. H., Davis, S. M., Dilley, M., Brock, A., Wosmek, J., Lee, E. H., Lee, R. K., & Stetson, W. B. (2019). Shoulder MRI in asymptomatic elite volleyball athletes shows extensive pathology. *Journal of ISAKOS, 5*, 10–14.

Lo, C. N., van Griensven, H. & Lewis, J. (2022). Rotator cuff related shoulder pain: an update of potential pathoaetiological factors. *New Zealand Journal of Physiotherapy, 50*(2), 82–93.

Minagawa, H., Yamamoto, N., Abe, H., Fukuda, M., Seki, N., Kikuchi, K., Kijima, H., & Itoi, E. (2013). Prevalence of symptomatic and asymptomatic rotator cuff tears in the general population: from mass-screening in one village. *Journal of Orthopaedics, 10*(1), 8–12. https://doi.org/10.1016/j.jor.2013.01.008

Nolet, P. S., Yu, H., Côté, P. et al. (2021). Reliability and validity of manual palpation for the assessment of patients with low back pain: a systematic and critical review. *Chiropr Man Therap, 29*(1), 33. https://doi.org/10.1186/s12998-021-00384-3

Ramos, L. A., Carvalho, R. T., Garms, E., Navarro, M. S., Abdalla, R. J., & Cohen, M. (2009). Prevalence of pain on palpation of the inferior pole of the patella among patients with complaints of knee pain. *Clinics (Sao Paulo, Brazil), 64*(3), 199–202. https://doi.org/10.1590/s1807-59322009000300009

Rosenthal, D. I., & Verghese, A. (2016). Meaning and the nature of physicians' work. *The New England Journal of Medicine, 375*(19), 1813–1815. https://doi.org/10.1056/NEJMp1609055

Seffinger, M. A., Najm, W. I., Mishra, S. I., Adams, A., Dickerson, V. M., Murphy, L. S., & Reinsch, S. (2004). Reliability of spinal palpation for diagnosis of back and neck pain: a systematic review of the literature. *Spine, 29*(19), E413–E425. https://doi.org/10.1097/01.brs.0000141178.98157.8e

Siegenthaler, A., Eichenberger, U., Schmidlin, K., Arendt–Nielsen, L., & Curatolo, M. (2010). What does local tenderness say about the origin of pain? An investigation of cervical zygapophysial joint pain. *Anesthesia and Analgesia, 110*(3), 923–927. https://doi.org/10.1213/ANE.0b013e3181cbd8f4

Somerville, L. E., Willits, K., Johnson, A. M., Litchfield, R., LeBel, M. E., Moro, J., & Bryant, D. (2017). Clinical assessment of physical examination maneuvers for superior labral anterior to posterior lesions. *Surgery Journal (New York, N.Y.), 3*(4), e154–e162. https://doi.org/10.1055/s-0037-1606829

Stolz M, von Piekartz H, Hall T, Schindler A, Ballenberger N. (2020). Evidence and recommendations for the use of segmental motion testing for patients with LBP—a systematic review. *Musculoskeletal Sci Pract, 45*. https://doi.org/10.1016/j.msksp.2019.102076

Verghese A. (2008). Culture shock—patient as icon, icon as patient. *The New England Journal of Medicine, 359*(26), 2748–2751. https://doi.org/10.1056/NEJMp0807461

Wagemakers, H. P., Heintjes, E. M., Boks, S. S., Berger, M. Y., Verhaar, J. A., Koes, B. W., & Bierma–Zeinstra, S. M. (2008). Diagnostic value of history–taking and physical examination for assessing meniscal tears of the knee in general practice. *Clinical Journal of Sport Medicine: Official Journal of the Canadian Academy of Sport Medicine, 18*(1), 24–30. https://doi.org/10.1097/JSM.0b013e31815887a7

Zulman, D. M., Haverfield, M. C., Shaw, J. G., Brown–Johnson, C. G., Schwartz, R., Tierney, A. A., Zionts, D. L., Safaeinili, N., Fischer, M., Thadaney Israni, S., Asch, S. M., & Verghese, A. (2020). Practices to foster physician presence and connection with patients in the clinical encounter. *JAMA, 323*(1), 70–81. https://doi.org/10.1001/jama.2019.19003

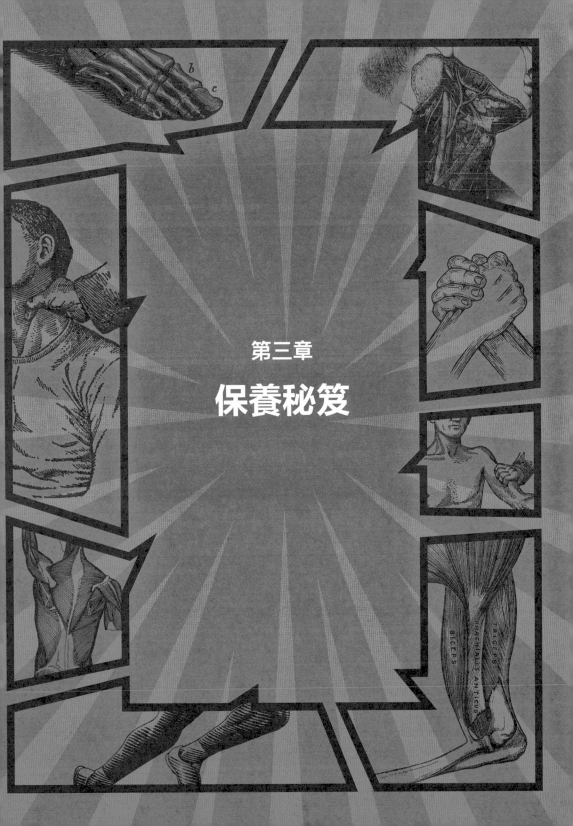

第三章

保養秘笈

3.1

運動是把雙面刃——
筋骨肌的熟成

運動 = 健康？

幾年前，有記者問我：「『運動』是否就代表『健康』？」

很多人都怕老。在髮膚上，人們會選擇塗脂抹粉，服食補充劑。肯花錢又肯冒險的，會將不同的回春藥打進身體。然而，說到骨骼、關節、神經線、血管和各內臟，人們卻好像未到出現問題或症狀，也未必想到要做甚麼保養。

另一方面，各種運動服、運動器材，甚至智能手機、手錶經常推出新款式。各大商家為了爭奪市場佔有率，當然希望以「運動帶來健康」為主題，標榜這些服裝和器材都是專業運動員所用，既鼓勵大眾運動，又為消費者帶來莫名的優越感，財源自然滾滾而來。

可是同時，很多運動員卻因為長年勞損而不得不選擇提早退役。運動員可能才二十來歲，但因為不斷的新舊傷患，他們的關節年齡早已經像七老八十的一樣。

美國匹茲堡大學醫學院骨科研究員 Wroblewski 在學術期刊發表一篇論文[1]，刊登了一張同一側大腿切面的磁力共振掃描對比圖，一邊是一位被指

為沒有運動習慣的 74 歲長者，另一邊是一位 70 歲但仍然參加三項鐵人競賽的老人。沒有運動習慣的老人的肌肉萎縮到只有大腿橫切面的一半，旁邊的都是皮下脂肪；三鐵老人的皮下則仍然是滿滿的肌肉，肌肉纖維間沒有丁點油花，連大腿股骨的直徑都比普通老人粗了幾圈，有著令人羨慕的肌肉量和骨質密度。或許沒有多少人認真看過這篇學術論文，但一定在社交網站看過有不少醫生、體能教練和物理治療師瘋傳這幾張照片。

討論運動有利身體保養還是加速衰退之前，我們先了解骨骼、關節（軟骨）和肌肉等組織在衰退的時候會發生甚麼事情。

骨骼是有限的生生不息

骨骼是人體最堅硬的組織，負責支撐身體及器官、運動和儲存礦物質。人類發育完成後，骨頭的生長板就不再活躍，不再增長，也不再令人增高，並且以緩慢的方式漸漸衰老。就算沒有骨折，人類每天的正常活動都會導致輕微的裂縫，需要不同細胞的新陳代謝去修補。

骨頭外層有結構緊密的皮質骨，主要負責保護和支撐功能。而剛才提及的新陳代謝是在皮質骨以內的海綿骨或小樑骨（trabecular bone）中間的骨髓進行。

在骨髓裡，造骨細胞（osteoblast）顧名思義是負責製造新的骨細胞（osteocyte）。當有骨細胞受損，破骨細胞（osteoclast）會吞噬喪失功能的骨細胞，騰出空間予造骨細胞將新的骨細胞填補。人體發育期完成後，這新陳代謝只會維持一段短時間，然後每年逐漸衰退。隨著年紀增長，不同

1　Wroblewski, A. P., Amati, F., Smiley, M. A., Goodpaster, B., & Wright, V. (2011). Chronic exercise preserves lean muscle mass in masters athletes. *The Physician and Sportsmedicine, 39*(3), 172–178.

程度的損傷、勞損、環境因素等日積月累下，會導致造骨細胞未必能在分裂時將所有的骨細胞基因完全複製，骨質密度就算一樣，骨細胞的基因變化也會影響骨骼結構的堅硬程度。另外，造骨細胞的基因變化會令其凋亡（apoptosis）速度加快，影響骨細胞的生長速度。造骨細胞和骨細胞也因為基因不能在分裂過程中完全複製，令骨骼對外來壓力的反應減弱，意味著人體未必能製造足夠的新骨細胞去填補這些因為微損傷而騰出的空缺。不論是皮質骨還是小樑骨，密度和堅韌度都會相對降低。

很多人一直以為骨質密度是骨折風險的指標，但美國生理與生物物理暨系統生物學教授 Boskey 的回顧指出不同的實驗室和大型病人資料庫都顯示，就算骨質密度一樣，年長人士的骨折風險都會比年輕人高出十倍有多。他亦指出，骨骼的勞損和微損傷會隨年齡增長以幾何級數遞升，修補骨質的程序將更為艱鉅。亦因為年齡增長，骨髓的功能會由主要製造新的骨細胞變成製造脂肪細胞。另外，澳洲老人專科醫生 Demontiero 的文章也指出，隨著年齡增長，若人本身缺乏鈣質和維他命 D，副甲狀腺荷爾蒙水平可能上升，當引起腎功能衰退及雌激素衰落時，副甲狀腺荷爾蒙水平會上升得更快。不論男女，雌激素本身也會抑制破骨細胞的製造和活躍程度，因此雌激素衰落會令破骨細胞肆無忌憚地繼續其吞噬骨細胞的偉大工程，加速骨質流失。

骨質疏鬆是老人病嗎？

Demontiero 和 Boskey 都指出，雖然骨質密度和骨折風險與年齡增長有密切的關係，但有更多和年齡無關的因素也會同時影響骨質密度。例如兒科醫生 Houlihan 指出大腦麻痺（cerebral palsy）患者通常都因為基因、缺乏生長荷爾蒙、孩提時代的骨折、肌張力過高導致行動不便，從而降低運動量及負重量，引致骨質疏鬆，增加骨折風險。美國風濕病科醫生 Llorente 的回

顧更指出不同種類的類風濕關節炎中，多種發炎因子除了會刺激腫瘤壞死因子 RANKL，活化破骨細胞，發炎因子也會直接活化破骨細胞和抑制造骨細胞，形成骨質流失。

曾有大腦麻痺的運動員因為訓練期間有痛症，前來找物理治療師紓緩。當時治療師才剛上任，即使知道運動員曾有大腦麻痺，肌張力特強，需要大力地做伸展動作，但新手治療師不知道大腦麻痺其實會連帶有骨質疏鬆問題，結果替運動員做伸展時因為用力過度而折斷了他的手腕。幸好運動員沒有受事件影響，康復後也繼續訓練，只是治療師不知道是否因為事件對人生衝擊太大，自此沒有人在訓練和比賽場地遇見他。

長期攝取其他類固醇會影響骨質新陳代謝，另外 Demontiero 也指出糖尿藥噻唑烷二酮類（thiazolidinedione, TZD）可以促進破骨細胞的生長和活動；肥胖人士缺乏瘦蛋白其實也會導致骨髓偏向製造脂肪細胞而不是骨細胞。

由此可見，骨質疏鬆是一籃子的問題，年長只是其中一個影響因素。

對關節上的骨刺，切忌本末倒置

不少人會混淆骨質疏鬆和骨刺，以為都是老年不可逆轉的退化問題，但其實醫學界仍然在爭論骨刺在關節炎這病症裡是必須處理的症狀，還是一個無關痛癢的併發症。

骨刺是源於骨膜受到外來不同的刺激，例如關節壓力導致骨膜和軟骨增生的「真正」骨刺，因骨膜和筋腱受到拉扯而長出來的骨刺，以及因為類風濕關節炎引起的骨刺。實驗風濕病學和高級藥物治療學副教授 van der Kraan 的回顧指出轉化生長因子 –β（transforming growth factor,

TGF–β）雖然主力協助製造軟骨細胞，但也和骨刺的形成有莫大關係——骨刺裡，除了有纖維原細胞和一些正在生長和已退化的軟骨細胞，同時因為骨刺是增生骨質，所以也有造骨細胞。

關節炎其中一個症狀是關節僵硬，但很多時候，事情的起因是關節存在不穩定性。與機件沒有鎖好連接的螺絲一樣，關節不穩代表骨骼、軟骨中間增加了不必要的壓力和磨擦，當軟骨和骨膜受壓，這些生長因子會起著相應的作用，透過骨質、軟骨的增生，日積月累下，這些增生的軟骨和骨質會在結構上鎖住關節。大家都擔心軟骨在這過程中變薄，美國北卡羅萊納大學關節炎研究中心主任 Loeser 指出這是因為成年人的軟骨細胞缺乏幹細胞做增生，衰老及壞死的細胞凋零後都無法有生力軍填補這些位置，導致軟骨細胞基質難以維持，親水性也會降低。軟骨細胞因此會缺少水分，降低緩衝功能，另外就算遇上生長因子，也不能加快軟骨的新陳代謝。風濕專科醫生 Benoist 指出椎間盤因為成分和軟骨有相類似的變化，較纖維化的外圍會有細裂紋，中間凝膠狀組織會擠進裂縫甚至溢出，所以會在 X 光片上見到收窄了的關節空間，以及退化時會在剖開後見到新的神經線延伸到椎間盤內，這被認為是腰背痛痛感的主要來源之一。

雖然骨刺經常會和軟骨變薄同時發生，但不一定有因果關係。香港大學矯形及創傷外科學系臨床助理教授黃兆謙醫生的文章指出雖然骨刺裡有增生的微絲血管和神經線，或是痛症的主要來源，但骨刺和痛症兩者不一定有直接關係。這些變化有可能和關節受到的壓力有關，根據骨刺的增生情況，醫護人員可以估算關節受到這些壓力的來源。例如脊椎的骨刺大多都在相鄰的椎間盤外沿，而膝關節若果本身有外翻問題，膝關節內側間隔的股骨和脛骨部分也會容易長出骨刺。

身體長出骨刺，是因為身體認為要長出更多的組織去保護鬆脫而脆弱的關節，是關節穩定性的指標。骨刺長得愈多，可能是代表著關節的勞損已超

出可以負擔的範圍。雖然隨著軟骨變薄會有骨質增生，但 Loeser 指出這些骨質缺少應有的礦物質，骨質沒有正常的堅硬，支撐的效果也事倍功半。醫護要做的，是要檢查在一般日常活動或運動裡，關節有沒有因為穩定性減弱而引發很多不必要的關節面磨擦。若有這種情況，治療便應該針對引發關節不穩定性的因素，而非著重如何令骨刺消失。

不少病人診症時會問：「可以用手術切除這些骨刺嗎？」我沒法替骨醫發言，但醫生決定是否動手術處理骨刺，通常會考慮骨刺本身和痛症有沒有直接關聯，有沒有令關節出現不能逆轉的活動幅度受損。當他們決定要為這些關節動手術前，都要先確定結構和功能的問題是痛症的來源，從臨床角度認同動手術處理這些結構問題可以紓緩痛症，有時候是因為有時間才「順便」處理旁邊的一些骨刺。

殃及池魚：韌帶隨關節一起老化

韌帶是指將骨頭和骨頭連接的軟組織，生長在關節囊內（如膝前十字韌帶 ACL）或者在關節囊外（例如膝內側副韌帶）。美國特殊外科醫院骨科醫生及運動醫學專家 McCarthy 在其臨床評論分享指出韌帶的血液循環會決定其受過拉扯、微損傷後的復原程度。一般而言，關節囊內的韌帶的血液循環比關節囊外的韌帶相對較差，復原的速度較慢，就算復原後形成的組織纖維也是縱橫交錯，沒有健康的組織來得滑順。當人體發育完成，韌帶與骨骼的連接點會由原本關節內的軟骨組織慢慢轉移到軟骨外環的纖維組織。雖然我們無法分辨這些細胞上的轉變是否就是令韌帶的彈性和堅韌程度下降的元兇，但可以肯定的是，韌帶隨著年齡增長，本體感受會變弱，意味著當韌帶受到超越其承受程度的拉力時，身體未必夠靈敏去偵察這些反應，做出相應的反應動作。

由於韌帶的彈性會隨著年齡而衰退，本身已經有僵硬趨勢的關節會更加繃緊，影響關節活動幅度。利物浦大學人口老齡化及慢性病研究所學者 Peters 在人體解剖實驗室的報告顯示，關節退化影響的不止是骨骼、軟骨這些 X 光影像上看到的東西。「大體老師」的年紀愈大，就有更多關節老化的跡象，扯斷膝前十字韌帶的機率會更高，這意味著關節表面的磨擦幅度和力度都會增加，刺激更多的骨刺生長，形成惡性循環。Loeser 的發現是，不論膝前十字韌帶有沒有傷病史，都會隨關節老化變得脆弱，直徑亦相應縮小，這些轉變大都由骨膠原流失引起。

我們無法知道究竟是先有關節不再靈活，周邊的韌帶才會失去彈性；還是韌帶知道關節不夠穩，想著要力挽狂瀾。

肌肉和筋腱的一去不返

英國曼徹斯特大學醫學系榮譽退休教授 Freemont 的回顧指出，因為年齡增長，睪丸酮和生長因子水平會下降，形成肌肉的運動單位（motor unit）流失。血液循環、性荷爾蒙和生長因子水平下降，導致骨骼、軟骨和韌帶老化，加上發炎因子上升，幹細胞的活躍程度減慢等原因會引致這個問題外，運動神經和肌肉接合點數目下降，也會直接令 II 型快縮肌肉纖維流失。意大利羅馬大學物理醫學與康復醫學教授 Santilli 的回顧更指出，肌肉流失和體內脂肪積聚息息相關，這或有可能和身體機能老化影響了胰島素對抗性有關聯，而且增加了的脂肪細胞也會促進慢性發炎因子水平，造成惡性循環。臨床而言，手握力能夠反映整體肌力，芬蘭圖爾庫大學公共衛生學系教授 Stenholm 發現，長者若同時有高體脂及手握力變弱問題，他們的行走步速會明顯減慢（慢於 1.2 米 / 秒），或者走不過半公里，直接影響他們的活動能力及生活質素。

筋腱將肌肉連接到骨骼，目的是要將肌肉收縮的力量傳遞到關節，所以除了有軟組織的彈性，也需要一定的堅韌度，動力才得以有效地傳送，太有彈性的筋腱反而會吸收肌肉收縮的動量，沒辦法形成有效的關節動作。丹麥哥本哈根大學臨床醫學系教授 Magnusson 回顧指出人類的亞基里斯腱在 17 歲後就沒有持續發展。骨科醫生 McCarthy 的回顧指出，老化了的筋腱的血液供應和正常健康的筋腱不盡相同，例如肩膊旋袖岡上肌的血含量在 40 歲後或會比年輕時減少接近一半。筋腱的血液供應大多數會集中在筋肌連接點及筋腱和骨的連接點，中段的供血可能較少，繼續拉扯或會形成拉傷，引起發炎；但因為發炎而新形成的血液供應未能供應正常新陳代謝所需養分，加速了筋腱的瓦解。另外常見的是在接骨點有接近骨刺的鈣化情況，以及筋腱細胞纖維化等問題。

英女王的頭像——筋骨肌如何改變姿勢

這些筋骨肌的轉變也會影響長者坐立行走的姿勢。

英女王伊利莎白二世年青時的照片通常都能盡顯挺拔的身段，到年邁時也和一般的長者一樣，頭向前傾，胸椎出現駝背，腰椎的弧線被拉直，這大多是因為支撐軀幹並對抗地心吸力的頸、胸、腰豎脊肌多有快縮肌肉纖維衰退，加上脊椎的骨質流失、椎間盤變薄所致。因為左右豎脊肌的退化程度未必一致，長者除了有駝背，左右不均的肌張力也會引致脊柱側彎。波蘭熱舒夫大學物理治療教授 Drzał–Grabiec 指出這些轉變會令人體的重心往前傾，除了增加跌倒（又再骨折）的風險，駝背的胸椎有可能壓住肺部，影響肺功能。膝關節需要過度後屈去遷就，腳跟及亞基里斯腱也會因而受壓。與因為跑步令小腿肌肉筋腱及足底筋膜有重複勞損的情況相比，長者腳跟痛的根源其實有顯著的分別。

　　動態的姿勢平衡方面，美國賓夕法尼亞州立大學肌動學教授Slobounov發現長者原地踏步的落點偏差明顯比年輕人較大。波蘭體育學院學者Michalska則發現長者下樓梯除了比年輕人慢外，下樓梯的緩衝力也會因為肌肉流失而減弱。

　　步態方面，維也納醫科大學腦神經學科副教授Pirker的臨床指引提及，除了筋骨肌的退化轉變會令相應的脊椎和盤骨減少旋轉，筋骨肌痛症也會令人一直尋找補償替代方法，就算健康的長者也會有相應程度的腦神經老化狀況，例如關節的本體感受神經靈敏度被削弱，甚至腦認知功能的退化也會影響步態。例如長者不能同時一邊走路一邊和身邊的人談話，否則跌倒的風險會增高。另外，腦退化症患者對自己身體功能認知有偏差，一般都會用比自己體能還要快的速度行走，加上上段提及長者的重心因為不同筋骨肌轉變而向前傾的問題，大大增加了跌倒的風險。

　　運動可算是一把雙面刃。有人說持續運動可以延緩這些退化，但無數專業運動員的身體卻因為運動衍生了不少提早老化的問題，這到底是怎麼的一回事？

Take Home Message

● 除了年齡增長，也有其他因素導致骨質疏鬆，所以不能完全將骨質疏鬆歸類為老人病。

● 骨刺的形成是關節耗損的結果，治療除了要收拾殘局，也需要解決耗損的成因才能根治問題。

● 肌肉流失會影響姿勢，增加骨折風險。

參考資料：

Amoako, A. O., & Pujalte, G. G. (2014). Osteoarthritis in young, active, and athletic individuals. Clinical medicine insights. *Arthritis and Musculoskeletal Disorders, 7*, 27–32. https://doi.org/10.4137/CMAMD.S14386

Benoist, M. (2003). Natural history of the aging spine. *European Spine Journal: Official Publication of the European Spine Society, the European Spinal Deformity Society, and the European Section of the Cervical Spine Research Society, 12*(Suppl 2), S86–S89. https://doi.org/10.1007/s00586-003-0593-0

Boskey, A. L., & Coleman, R. (2010). Aging and bone. *Journal of Dental Research, 89*(12), 1333–1348. https://doi.org/10.1177/0022034510377791

Buckwalter, J. A., & Woo, S. L. Y. Age-Related changes in ligaments and joint capsules: implications for participation in sports. *Sports Medicine and Arthroscopy Review: Fall 1996, 4*(3), 250–262.

Demontiero, O., Vidal, C., & Duque, G. (2012). Aging and bone loss: new insights for the clinician. *Therapeutic Advances in Musculoskeletal Disease, 4*(2), 61–76. https://doi.org/10.1177/1759720X11430858

Drawer, S., & Fuller, C. W. (2001). Propensity for osteoarthritis and lower limb joint pain in retired professional soccer players. *British Journal of Sports Medicine, 35*(6), 402–408. https://doi.org/10.1136/bjsm.35.6.402

Drzał-Grabiec, J., Snela, S., Rykała, J., Podgórska, J., & Banaś, A. (2013). Changes in the body posture of women occurring with age. *BMC Geriatrics, 13*, 108. https://doi.org/10.1186/1471-2318-13-108

Freemont, A. J., & Hoyland, J. A. (2007). Morphology, mechanisms and pathology of musculoskeletal ageing. *The Journal of Pathology, 211*(2), 252–259. https://doi.org/10.1002/path.2097

Houlihan, C. M., & Stevenson, R. D. (2009). Bone density in cerebral palsy. *Physical Medicine and Rehabilitation Clinics of North America, 20*(3), 493–508. https://doi.org/10.1016/j.pmr.2009.04.004

第三章
保養秘笈

Konno, N., Itoi, E., Kido, T., Sano, A., Urayama, M., & Sato, K. (2002). Glenoid osteophyte and rotator cuff tears: an anatomic study. *Journal of Shoulder and Elbow Surgery, 11*(1), 72—79. https://doi.org/10.1067/mse.2002.120141

Llorente, I., García–Castañeda, N., Valero, C., González–Álvaro, I., & Castañeda, S. (2020). Osteoporosis in rheumatoid arthritis: dangerous liaisons. *Frontiers in Medicine, 7*, 601618. https://doi.org/10.3389/fmed.2020.601618

Loeser R. F. (2010). Age–related changes in the musculoskeletal system and the development of osteoarthritis. *Clinics in Geriatric Medicine, 26*(3), 371—386. https://doi.org/10.1016/j.cger.2010.03.002

Magnusson, S. P., & Kjaer, M. (2019). The impact of loading, unloading, ageing and injury on the human tendon. *The Journal of Physiology, 597*(5), 1283—1298. https://doi.org/10.1113/JP275450

McCarthy, M. M., & Hannafin, J. A. (2014). The mature athlete: aging tendon and ligament. *Sports Health, 6*(1), 41—48. https://doi.org/10.1177/1941738113485691

Michalska, J., Kamieniarz, A., Sobota, G. et al. (2021). Age–related changes in postural control in older women: transitional tasks in step initiation. *BMC Geriatr, 21*(1), 17. https://doi.org/10.1186/s12877-020-01985-y

Peters, A. E., Akhtar, R., Comerford, E. J., & Bates, K. T. (2018). The effect of ageing and osteoarthritis on the mechanical properties of cartilage and bone in the human knee joint. *Scientific Reports, 8*(1), 5931. https://doi.org/10.1038/s41598-018-24258-6

Peters, A. E., Geraghty, B., Bates, K. T., Akhtar, R., Readioff, R., & Comerford, E. (2022). Ligament mechanics of ageing and osteoarthritic human knees. *Frontiers in Bioengineering and Biotechnology, 10*, 954837. https://doi.org/10.3389/fbioe.2022.954837

Petersson, C. J., & Gentz, C. F. (1983). Ruptures of the supraspinatus tendon. The significance of distally pointing acromioclavicular osteophytes. *Clinical Orthopaedics and Related Research*, (174), 143—148.

Pirker, W., & Katzenschlager, R. (2017). Gait disorders in adults and the elderly: a clinical guide. *Wiener klinische Wochenschrift, 129*(3—4), 81—95. https://doi.org/10.1007/s00508-016-1096-4

Santilli, V., Bernetti, A., Mangone, M., & Paoloni, M. (2014). Clinical definition of sarcopenia. *Clinical Cases in Mineral and Bone Metabolism: The Official Journal of the Italian Society of Osteoporosis, Mineral Metabolism, and Skeletal Diseases, 11*(3), 177—180.

Sá, P. C., Valério, M. P. Q., Ferro, I. M., Campos, I., & Carvalho, L. (2020). Loss of tissue regenerative capacity in aging – the tendon. *International Journal of Stem Cell Research & Therapy 7*, 071. https://doi.org/10.23937/2469-570X/1410071

Slobounov, S. M., Moss, S. A., Slobounova, E. S., & Newell, K. M. (1998). Aging and time to instability in posture. *The Journals of Gerontology: Series A, 53A*(1), B71—B80. https://doi.org/10.1093/gerona/53A.1.B71

Stenholm, S., Rantanen, T., Heliövaara, M., & Koskinen, S. (2008). The mediating role of C–reactive protein and handgrip strength between obesity and walking limitation. *Journal of the American Geriatrics Society, 56*(3), 462—469. https://doi.org/10.1111/j.1532-5415.2007.01567.x

van der Kraan, P. M., & van den Berg, W. B. (2007). Osteophytes: relevance and biology. *Osteoarthritis and Cartilage, 15*(3), 237—244. https://doi.org/10.1016/j.joca.2006.11.006

Walston J. D. (2012). Sarcopenia in older adults. *Current Opinion in Rheumatology, 24*(6), 623—627. https://doi.org/10.1097/BOR.0b013e328358d59b

Wong, S. H., Chiu, K. Y., & Yan, C. H. (2016). Review article: osteophytes. *Journal of Orthopaedic Surgery (Hong Kong), 24*(3), 403–410. https://doi.org/10.1177/1602400327

Wroblewski, A. P., Amati, F., Smiley, M. A., Goodpaster, B., & Wright, V. (2011). Chronic exercise preserves lean muscle mass in masters athletes. *The Physician and Sportsmedicine, 39*(3), 172–178. https://doi.org/10.3810/psm.2011.09.1933

運動為身體帶來的砥礪

今日的傳媒，很喜歡吹捧和歌頌以下幾類運動員：

一、年少得志，打破前人紀錄的運動員；
二、年紀很大仍然在分齡體育賽事發光發熱的運動員；
三、參與競賽多年仍然屹立不倒的運動員。

三類受吹捧的運動員

第一類運動員，當然要提最近令足球迷驚艷的「魔人布歐」夏蘭特（Erling Braut Håland）。連續三場連中三元打破了名宿米高奧雲的紀錄，最年輕單季聯賽 25 球入球紀錄也超越了麥巴比和美斯，風頭一時無兩。

他的出現就像 SPY×FAMILY（港譯《間諜家家酒》）裡，和安妮亞、達米安打閃避球，聲稱和安妮亞同是六歲的比爾同學一樣，擁有魁梧的身形，和年齡不相稱的頭腦，可以解讀球賽每個細節，除了天賦外，他也注重日常飲食，訓練從沒怠慢。

除了羨慕，我們這些凡夫俗子也會有點嫉妒，嫉妒上天為甚麼把最好的基因、荷爾蒙和生長因子都放在同一人身上。

第二類就是指那些在先進賽事競賽的人瑞，例如過了 100 歲仍然在先進比賽跑 100 米，人稱「颶風茱莉亞」（The Hurricane）的 Julia Hawkins。她在 90 歲時跑 100 米的世界紀錄是 39 秒 62，105 歲時跑 100 米的最快時間是 1 分 02 秒。平日說的百米飛人是說跑進 10 秒甚至 9 秒，但如果是長者標準的話，「跑」的速度還是其次，首先是有沒有福氣活超過 100 歲；就算活過 100 歲，也要看由睡房到廁所小便，或者到菜市場買魚的路程間，要不要用拐杖，會不會氣喘，會不會怕滑倒。另一位傳奇百歲長跑手 Mike Fremont，只用了 6 小時 35 分 47 秒完成全馬 42 公里的比賽，破了該年齡組別的世界最佳時間，但是以這個完成時間在香港跑馬拉松的話，是會被工作人員以跑得太慢為由在道路解封之前拉上巴士的。

　　第三類運動員一定要數三浦知良，我從小就聽過他的名字。執筆之時，他以 55 歲高齡在日本橫濱 FC 以球員姿態上陣，更被借調到葡萄牙乙組球隊奧利維倫斯，應該已經成為了世界紀錄。他的髮鬢早已花白，臉上眼角起了皺紋，但那澎湃的四頭肌目測比「魔人布歐」夏蘭特的還要大塊。

　　當我們研究「颶風茱莉亞」、Fremont 和三浦知良為甚麼在不惑之年仍然可以保持競賽狀態時，發現雖然「颶風茱莉亞」和 Fremont 是到了年老才投入競賽生涯，但他們自小就認真地做運動。和自小就被全世界知道他在認真地做運動的三浦知良一樣，他們一生都沒有受過嚴重的傷患困擾。「颶風茱莉亞」最嚴重的運動傷害，是有天練跑時在路上踩到一個玉蘭花的果實；Fremont 患過大腸癌，自從他轉為純素食主義者後，癌細胞不翼而飛，傷患呢，我看到搜尋結果最後一頁都見不到有人提過。三浦知良的官方轉會紀錄顯示，他整個運動生涯只有在 2010 年出現過一項「肌肉拉傷」。

　　在以上三類運動員身上看見，這些選手的筋骨肌的退化只是關節變緊、骨質流失、肌肉連帶肌力衰退，導致跑步的速度變慢。但這些問題不一定引

發痛症，因為最影響功能的，其實是受傷後組織能否完全復原，有沒有引起創傷性關節炎。

一旦受傷，有些事情就是回不去

我們最常聽見的運動勞損通常是創傷性骨關節炎（post traumatic osteoarthritis）。美國骨科醫生 Carbone 指出常見出現創傷性關節炎的位置在膝前十字韌帶、膝半月板、肩關節不穩和髕骨脫臼或移位病人身上。這些位置的共通點是它們都是在運動傷害中常見會脫臼移位的位置，當第一次運動傷害發生後，就會有較高風險於同一位置再受傷。

北京體育大學運動醫學與康復學院實驗教師 Wang 引述不同文獻指出，膝前十字韌帶受傷後出現骨關節炎的比率由 50% 至 90% 不等，如果受傷當刻同時在髕股關節（俗稱「菠蘿蓋」的位置）或半月板發出聲音，又或者在手術台上醫生決定要切除半月板，不論傷者有沒有做手術修補，都挽救不到關節之後會迅速退化的現實。除了老化所產生的發炎因子和細胞凋零，受了傷的半月板的避震作用會減弱，軟骨亦隨之容易發炎。關節本體感受或因為毗鄰的神經線及感應受到損害，再加上因為受傷後避免使用患肢導致肌肉不平衡的問題，又因心理因素不敢亂動患肢，亦會令關節出現更多不必要的位移。

這種位移會激發骨刺的生長。很多人以為骨刺是窮兇極惡，但美國戴維斯加大生物醫學工程系博士研究生 Hsia 透過在實驗室的白老鼠，告訴我們另一個故事（事先聲明，根據社交網站資料，Hsia 博士是一名貓奴）。她首先量度白老鼠膝關節的前後及旋轉的位移情況並記錄在案，然後將牠們的膝前十字韌帶弄斷[1]，再於受傷的即時及之後每兩星期記錄這些數字，抽取軟

---

1 老鼠事前經麻醉，事後亦有止痛藥。

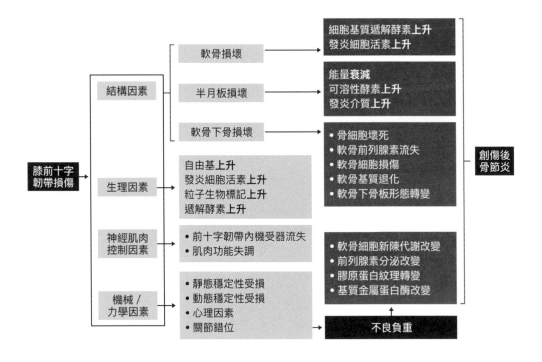

圖1：膝前十字韌帶損傷後的連串影響

骨組織檢驗，另外再用電腦掃描觀察骨刺增生的狀況。她發現，雖然白老鼠的患處有骨刺生長，軟骨組織抽驗亦有發炎因子增生，證明有骨關節炎的變化，但同時她發現鬆脫了的關節竟然也因此穩定下來，前後及旋轉的位移得到改善。儘管白老鼠的實驗結果未必可以全盤套用在人類身上，但她提出骨刺的增生，其實是受傷關節功能不穩定時的正面回應，希望藉此減少不必要的位移。

「預防關節退化」的手術

曾經，「預防關節退化」是很多骨科醫師勸病人開刀的理由。現在，不論病人或醫生，都顯得有點若有所失。前十字韌帶的主要功能是預防關節在運動期間脛骨前移和內旋，現時手術主要有幾種，一種是利用自體大腿後膕繩肌腱經脛骨隧道向前移做移植，一種是用自體髕骨腱其中一部分相連骨頭經骨隧道向後移植，第三種是利用人工或捐贈的韌帶做修補術。但做不做手術也好，醫護和科學家仍然無法將受傷前的力學，尤其是股骨和脛骨的旋扭，完全回復至受傷前的狀態，這代表關節的軟骨會因此在某些位置有額外的磨損，並形成骨刺。

好消息是，澳洲拉籌伯大學運動醫學中心膝前十字韌帶研究小組組長 Culvenor 的磁力共振研究指出，這些提早退化的關節或者骨刺不一定會引起症狀，除非傷者有肥胖問題（BMI 指標超過 25），或者復健效果不理想（包括四頭肌力仍然較弱、單腳跳的落地角度有外翻問題，或者同一跳躍測試中明顯比健肢的跳躍距離短了最少 12%），就可能會加快膝關節退化的速度，長遠會引起痛症。

關於肩膊脫臼方面，骨科醫生 Kruckeberg 在美國做的調查顯示，脫臼患者中大約有四分之一的人會有骨關節炎相關症狀。同樣地，如果患者有肥胖問題，現正或曾經有吸煙習慣，從事體力勞動工作，第一次脫臼的年齡較大等因素，都會增加脫臼後關節退化的風險。蘇黎世聯邦理工學院生物力學博士 Ruckstuhl 的回顧提出，因為肩關節旋袖肌撕裂，傷者避免使用患肢會帶來一連串的生理問題及對關節表面的破壞，也會導致軟骨細胞被侵蝕。

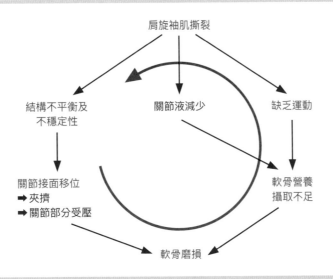

肩旋袖肌撕裂

結構不平衡及
不穩定性

關節液減少

缺乏運動

關節接面移位
➡ 夾擠
➡ 關節部分受壓

軟骨營養
攝取不足

軟骨磨損

圖2:肩旋袖肌撕裂對軟骨的影響

　　腳踝傷患的情況也類似,巴塞爾大學醫學院教授兼骨科醫生
Valderrabano 指出腳踝扭傷拉鬆韌帶後,大多數的處理方法都容許患者在
可以忍受的痛楚程度下負重行走,關節面因此會容易受到不同程度的壓力和
磨擦,導致骨關節炎。愛爾朗根—紐倫堡大學創傷科研究員 Golditz 的磁力
共振研究亦證明了這些關節炎在照片上清晰可見。

　　儘管這些關節在受傷後長出骨刺去力挽狂瀾,但最後都徒勞無功。臨床
檢查這些關節,大多會有鬆脫的狀況。執筆之時,我們還不太肯定這些長期
不穩定的肩膊和腳踝在骨科醫生進行關節穩定手術後,是否就可以逆轉或緩
減關節炎長骨刺的狀況。

關於運動，我想說的其實是⋯⋯

下肢的使用率，其實很難用方法量化。現今流行的全球衛星定位裝置和智能手錶，或許可以量化關節上真正的物理耗損。

波士頓大學放射學專科副教授 Roemer 比對成年的運動員和「普通人」遇上膝蓋痛時背後的關節勞損情況，發現運動員的膝蓋在 X 光上的關節勞損的確比普通人多出 8% 至 13%。但最明顯的是以他為首的研究團隊檢查做過前十字韌帶手術的病人，他們的骨刺增生特別明顯。研究沒有調查運動員在同樣的耗損情況下是否更痛，也沒有說明這些運動員若有更多膝關節勞損會否影響他們的運動表現。

長跑對關節的影響

加拿大英屬哥倫比亞大學物理治療系臨床助理教授 Esculier 用線上問卷形式訪問 2,514 名公眾和醫護人員，當中有超過一半人認為跑步有益，但長跑會對膝蓋造成損害。雖然歷年例如風濕專科醫生 Chakravart、流行病學研究員 Timmins 和風濕專科醫生 Lo 都做過很多研究比對長期有長跑習慣的同齡人士，都沒有找出長跑會令關節退化速度更快的證據。

倫敦大學學院骨科教授 Alister Hart 某年因為中年危機，參加了人生第一次倫敦馬拉松，比賽過後他的膝蓋痛了四天。他希望了解其他中年人是否也有這經歷，於是找來了八十多個 2017 年會在倫敦跑初馬的中年人進行四個月的特訓，並在特訓前和比賽後兩星期，為他們進行膝關節磁力共振掃描。

結果令人意外，這些中年人士在未開始特訓前的膝關節磁力共振均顯示骨髓受壓、軟骨磨蝕的現象，但他們全部都沒有報告過自己有膝關節痛的問題。比賽後兩星期，從他們的磁力共振片可見，那些骨髓受壓的跡象彷彿被

自己的身體吸收了，磨蝕而凹凸不平的軟骨也變回平滑的狀態。也有少數中年人在比賽後有新的「菠蘿蓋」軟骨退化，但這些退化在六個月後的覆檢又有恢復正常的跡象。

科學家和醫護本來的認知是，軟骨這類軟組織會因為缺乏血液循環，一旦受傷就不能自我復原。但加拿大英屬哥倫比亞大學動作分析實驗室研究員 Khan 和物理治療系臨床助理教授 Esculier 的回顧分別發現，剛跑完步的膝關節裡，軟骨會短暫變薄，但隨後會恢復原本的厚度。作者們解釋是軟骨的水分會因為壓力被擠出軟骨物質外，完成運動後，軟骨會重新吸收水分，所以厚度又會恢復正常水平。

對椎間盤也有相類似的觀察。迪肯大學運動與營養學科副教授兼物理治療師 Belavy 的研究比較三組發育完成的成年人椎間盤的厚度可有差異：第一組沒有跑步習慣，第二組持續超過五年每週持續跑 20 至 40 公里，第三組是每週跑超過 50 公里的跑手。結果發現長跑的每週里數和磁力共振照片上的椎間盤厚度成正比。椎間盤愈厚，理論上可以增加脊椎在運動期間的避震，減少因為運動對脊椎關節及骨骼中間的撞擊，長遠可以避免中間凝膠狀物質突出，擠向脊椎間給神經線穿越的通道，形成不同的痛症和神經症狀。

再說得直白一點：結他手和獨木舟選手指頭上的繭，都是長年鍛鍊的成果。樂手和選手早已經習慣這塊長厚的皮膚，可說是最好的天然保護，除非這塊皮膚變紅變腫，他們堅信繭是自己艱苦努力的成果，而不會因為繭長得醜而除之後快。

我相信 Fremont 和「颶風茉莉亞」的椎間盤，與三浦知良的半月板，都經歷過歲月的砥礪打磨，才變得像鑽石般堅固。

至於那些受過傷的運動員，最新的科研成果顯示，運動的影響只叫人的眼鏡碎了一地⋯⋯

Take Home Message

● 運動可能帶來骨刺增生，但不一定會帶來症狀。

● 受傷所帶來的骨刺和關節退化不能用關節穩定手術完全解決。

● 長期運動會令軟組織遇強愈強，有更好的避震效果。

參考資料：

Belavý, D. L., Quittner, M. J., Ridgers, N., Ling, Y., Connell, D., & Rantalainen, T. (2017). Running exercise strengthens the intervertebral disc. *Scientific Reports, 7,* 45975. https://doi.org/10.1038/srep45975

Buckwalter J. A. (1995). Aging and degeneration of the human intervertebral disc. *Spine, 20*(11), 1307–1314. https://doi.org/10.1097/00007632-199506000-00022

Carbone, A., & Rodeo, S. (2017). Review of current understanding of post–traumatic osteoarthritis resulting from sports injuries. *Journal of Orthopaedic Research: Official Publication of the Orthopaedic Research Society, 35*(3), 397–405. https://doi.org/10.1002/jor.23341

Chakravarty, E. F., Hubert, H. B., Lingala, V. B., Zatarain, E., & Fries, J. F. (2008). Long distance running and knee osteoarthritis. A prospective study. *American Journal of Preventive Medicine, 35*(2), 133–138. https://doi.org/10.1016/j.amepre.2008.03.032

Culvenor, A. G., Collins, N. J., Guermazi, A., Cook, J. L., Vicenzino, B., Khan, K. M., Beck, N., van Leeuwen, J., & Crossley, K. M. (2015). Early knee osteoarthritis is evident one year following anterior cruciate ligament reconstruction: a magnetic resonance imaging evaluation. *Arthritis & Rheumatology (Hoboken, N.J.), 67*(4), 946–955. https://doi.org/10.1002/art.39005

Dunn, S. L., & Olmedo, M. L. (2016). Mechanotransduction: relevance to physical therapist practice—Understanding our ability to affect genetic expression through mechanical forces. *Physical Therapy, 96*(5), 712–721. https://doi.org/10.2522/ptj.20150073

Esculier, J–F., Besomi, M., Silva, D. de O. et al. (2022). Do the general public and health care professionals think that running is bad for the knees? A Cross–sectional international multilanguage online survey. *Orthopaedic Journal of Sports Medicine, 10*(9). doi:10.1177/23259671221124141

Golditz, T., Steib, S., Pfeifer, K., Uder, M., Gelse, K., Janka, R., Hennig, F. F., & Welsch, G. H. (2014). Functional ankle instability as a risk factor for osteoarthritis: using T2–mapping to analyze early cartilage degeneration in the ankle joint of young athletes. *Osteoarthritis and Cartilage, 22*(10), 1377–1385. https://doi.org/10.1016/j.joca.2014.04.029

Hsia, A. W., Anderson, M. J., Heffner, M. A., Lagmay, E. P., Zavodovskaya, R., & Christiansen, B. A. (2017). Osteophyte formation after ACL rupture in mice is associated with joint restabilization and loss of range of motion. *Journal of Orthopaedic Research: Official Publication of the Orthopaedic Research Society, 35*(3), 466–473. https://doi.org/10.1002/jor.23252

Khan, M., O'Donovan, J., Charlton, J. M., Roy, J. S., Hunt, M. A., & Esculier, J. F. (2022). The influence of running on lower limb cartilage: a systematic review and meta–analysis. *Sports Medicine (Auckland, N.Z.), 52*(1), 55–74. https://doi.org/10.1007/s40279-021-01533-7

Kruckeberg, B. M., Leland, D. P., Bernard, C. D., Krych, A. J., Dahm, D. L., Sanchez–Sotelo, J., & Camp, C. L. (2020). Incidence of and risk factors for glenohumeral osteoarthritis after anterior shoulder instability: a US population–based study with average 15–year follow-up. *Orthopaedic Journal of Sports Medicine, 8*(11), 2325967120962515. https://doi.org/10.1177/2325967120962515

Lo, G. H., Driban, J. B., Kriska, A. M., McAlindon, T. E., Souza, R. B., Petersen, N. J., Storti, K. L., Eaton, C. B., Hochberg, M. C., Jackson, R. D., Kent Kwoh, C., Nevitt, M. C., & Suarez–Almazor, M. E. (2017). Is there an association between a history of running and symptomatic knee osteoarthritis? A cross-sectional study from the osteoarthritis initiative. *Arthritis Care & Research, 69*(2), 183–191. https://doi.org/10.1002/acr.22939

Magnusson, S. P., & Kjaer, M. (2019). The impact of loading, unloading, ageing and injury on the human tendon. *The Journal of Physiology, 597*(5), 1283–1298. https://doi.org/10.1113/JP275450

Mullis, B. H., Karas, S. G., & Kelley, S. S. (2007). Characterization of a consistent radiographic finding in chronic anterior cruciate ligament deficiency: the posteromedial osteophyte. *American Journal of Orthopedics (Belle Mead, N.J.), 36*(9), 494–497.

Roemer, F. W., Englund, M., Turkiewicz, A., Struglics, A., Guermazi, A., Lohmander, L. S., Larsson, S., & Frobell, R. (2019). Molecular and structural biomarkers of inflammation at two years after acute anterior cruciate ligament injury do not predict structural knee osteoarthritis at five years. *Arthritis & Rheumatology (Hoboken, N. J.), 71*(2), 238–243. https://doi.org/10.1002/art.40687

Ruckstuhl, H., de Bruin, E. D., Stussi, E., & Vanwanseele, B. (2008). Post–traumatic glenohumeral cartilage lesions: a systematic review. *BMC Musculoskeletal Disorders, 9*, 107. https://doi.org/10.1186/1471-2474-9-107

Salzmann, G. M., Preiss, S., Zenobi–Wong, M., Harder, L. P., Maier, D., & Dvorák, J. (2017). Osteoarthritis in football. *Cartilage, 8*(2), 162–172. https://doi.org/10.1177/1947603516648186

Santos, L., Elliott–Sale, K. J., & Sale, C. (2017). Exercise and bone health across the lifespan. *Biogerontology, 18*(6), 931–946. https://doi.org/10.1007/s10522-017-9732-6

Thompson, W. R., Scott, A., Loghmani, M. T., Ward, S. R., & Warden, S. J. (2016). Understanding mechanobiology: physical therapists as a force in mechanotherapy and musculoskeletal regenerative rehabilitation. *Physical Therapy, 96*(4), 560–569. https://doi.org/10.2522/ptj.20150224

Timmins, K. A., Leech, R. D., Batt, M. E., & Edwards, K. L. (2017). Running and knee osteoarthritis: a systematic review and meta–analysis. *The American Journal of Sports Medicine, 45*(6), 1447–1457. https://doi.org/10.1177/0363546516657531

Valderrabano, V., Hintermann, B., Horisberger, M., Fung, T. S. (2006). Ligamentous posttraumatic ankle osteoarthritis. *The American Journal of Sports Medicine, 34*(4), 612–620. doi:10.1177/0363546505281813

Wang, L. J., Zeng, N., Yan, Z. P., Li, J. T., & Ni, G. X. (2020). Post–traumatic osteoarthritis following ACL injury. *Arthritis Research & Therapy, 22*(1), 57. https://doi.org/10.1186/s13075-020-02156-5

第三章
保養秘笈

3.3

運動帶來的治癒——
機械轉導的神奇魔藥

為現代的身體律動帶來深遠影響的人

物理治療師這職業在二戰時逐漸萌芽，期間有兩人為現代的身體律動帶來深遠影響。

魁根斯（Moshé Feldenkrais）在戰前原本是一名工程師和物理學家，同時擅長柔道、巴西柔術等武術，曾出版過一些拳譜和開班授課。二次大戰時，身為猶太人的他逃到蘇格蘭為盟軍效力。忽然一日，他在海軍基地一艘潛艇裡工作時滑倒，重創了年少時踢足球的膝傷舊患。

醫生認為他的傷不可能不用手術解決；但以當時的手術科技，即使他做手術，結果也是要從軍隊退役，以後無法回到格鬥場的榻榻米上。於是他揉合了柔道和巴西柔術技術，再加上研究所級別的物理和生物力學知識，創造出自己一套的律動動作，不僅令膝蓋免置於手術刀下，他更將這套動作當成自己的獨門技術，著書立說將理論宣揚出去。現在要成為這套律動動作的導師，需要經歷四年的師徒制才能正式掛牌。

皮拉提斯（Joseph Pilates）自小體弱多病，要父親帶他上體操班，身體狀況才得到改善。又是戰亂的關係，本業是拳擊手、馬戲團演員，也當過蘇格蘭場特警訓練員的他也要逃難，輾轉來到英屬曼島的一家醫院工作。

在醫院裡，他協助一些不良於行的病人做復健。他改裝醫院病床，配上可以用來做阻力運動的彈弓，病床也變成像演唱會舞台般可以移動和升降，有助病人在床上做運動，這些設計是現代皮拉提斯（現今多稱為普拉提）運動器械床的雛形，後期還加入了彈弓椅、酒桶和脊椎矯正板等配件，增加運動成效，是現代復健、塑身及提升運動表現的首選運動之一。

澳洲墨爾本大學物理治療系副教授 Parry 的文獻回顧指出，一二戰年代，「完全臥床休息」是一項醫生治療的處方，原意是要減低身體的新陳代謝，集中身體的能量和資源來促進身體復原。你或許感到驚訝：科學家要到 21 世紀才有研究發現，臥床休息一星期，可令肌肉流失接近 40%，當中不少是身體用來抵抗地心吸力的主力肌肉。另外，臥床休息也會令骨質流失約 1%，骨折風險卻因為其他身體系統的衰退而增加約 20%。

這些研究證明了魁根斯和皮拉提斯的信念，這些幾十年來一直被視為另類療法的「旁門左道」，也逐漸登上大雅之堂。

細胞受力後的反應

身體各種細胞都可以因為物理上的壓力達到生長和治癒效果，此文將主要討論與筋骨肌相關的細胞資訊。

細胞可以從相鄰伙伴的拉張力、擠壓力、剪力、水壓、震盪和水流受到外來物理上的刺激。細胞膜表面有不同的感應器感受這些力量，當中包括影響肌肉細胞收張的鈣離子感應，可以造成將離子迅速導入和導出的對流，連接細胞膜和細胞外基質（extracellular matrix）的整合素（integrin），以及影響生長因子、發炎因子和製造新蛋白的神經肽；另外，荷爾蒙的 G 蛋白質感應也與細胞增生或凋零息息相關。

這些外力可以影響細胞表面的張力，甚至改變感應器的位置。細胞外的基質密度也可因此受到影響，例如骨細胞中間的基質雖然是人體內最堅硬的物質，但可以透過骨細胞中間的氣泡和小管的液體剪力，感受骨骼受到的擠壓及扭力而愈變愈硬。軟骨細胞外的基質聚合體也可以因為這些外來壓力變得堅韌，外來的剪力或有可能加速軟骨堅韌程度的蛋白多醣及骨膠原的生長。

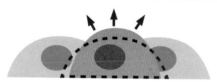

A. 張力──將細胞表面面積沿拉力方向增加

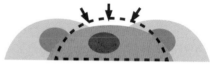

B. 擠壓──將細胞表面面積沿推力方向減少

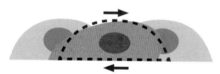

C. 剪力──在細胞表面有兩道相反方向的推或拉力

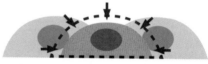

D. 水壓──細胞外液體壓力令細胞容量改變

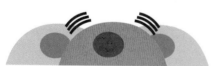

E. 震動──震盪或來回搖晃之力

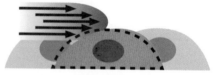

F. 液體剪力──液體以細胞膜方向平行的方向流動

圖1：常見在筋骨肌細胞遇到的外力

細胞內的支架（cytoskeleton）也可以透過感應細胞膜不同的壓力而作出反應和調整。除了自身的密度可因應受到的壓力而提高或降低外，也能將在細胞膜收到的訊息傳到細胞核，直接影響細胞的繁衍和移動。

在細胞核的層面，由細胞內支架收到外力再將之傳到細胞核的過程叫「轉導」（transduction），可以透過細胞膜直接轉移壓力。當細胞核收到訊息後，相關的酵素會將盛載著基因圖譜的 DNA 展開，透過信使 RNA（mRNA）轉錄（transcription）。到了細胞質，mRNA 和核糖體（ribosome）結合及進行解碼，在細胞核外找相關胺基酸進行配對。

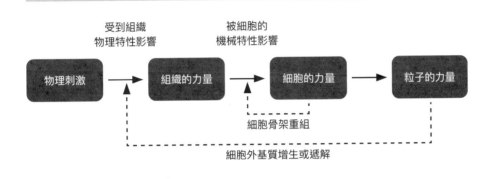

圖 2：物理刺激的轉導

然後這些細胞的分裂和複製的訊息會一傳十、十傳百地傳到相鄰的細胞和組織，再加上不同生長因子的感應也因為這些外力的催化，組織的生長、發展和新陳代謝就會生生不息。

當然，關於醣分和蛋白質等營養的攝取，傷患所引致的發炎甚至相關的藥物治療都會影響這機械轉導的效果。印第安納大學物理治療系副教授 Thompson 也指出一般外傷後醫生常處方的非類固醇類消炎藥（NSAIDs）會延誤機械轉導，這也是為甚麼現代醫生和科學家建議，除非影響活動能力或功能恢復，患者受傷過後不應依賴 NSAIDs 來消炎止痛的原因。

運動是良藥

以往的醫學發展中，醫生主要利用藥物和手術方法來修復身體的損傷。雖然物理治療是醫療系統的一部分，但一直被視為輔助性質的服務，沒有逆轉身體組織功能的作用。到了近 20 年，不同的實驗室結果才顯示在身體各組織施行不同形式的外力可以促進受傷細胞的復原。

美國運動醫學學院院士 Sallis 在《英國運動醫學雜誌》(British Journal of Sports Medicine) 撰文同意醫護除了處方藥物外，也應該同時處方運動作治療疾病的一部分。此時人們才醒覺醫學院因為課程緊湊，忽略了如何處方運動作治療劑量的運動生理學訓練，所以美國運動醫學會發起了「運動是良藥」(Exercise is Medicine, EiM) 運動，鼓勵醫生和物理治療師、生理學家及運動業界合作，為病人「處方」康復運動作為治療。

這些運動處方大都以生理指標為基礎來決定運動劑量，例如心跳率、伯格運動自覺量表 (Borg Scale)，從而制定心血管、肺功能、代謝功能疾病（例如糖尿病）等疾病的運動治療。至於多少負荷可以令骨骼、肌肉、筋腱、軟骨在受傷後有修復和逆轉成效，這也是醫護人員一直追尋的答案，如讓他們能像細胞再生一樣，迅速複製治療協定，令一眾患者受益。

現時物理治療較常用到的機械轉導原理治療協定主要與筋腱勞損和肌肉拉傷有關。腳跟亞基里斯腱痛症分別由於默奧大學社區運動及康復學科教授兼物理治療師 Alfredson 和特拉華大學物理治療系副教授 Silbernagel 開發康復協定。前者主要是以自身體重，或再背上沙包和壓小腿進行治療；後者會再加上跳躍、短跑等將亞基里斯腱拉伸速度加快的動作。筋腱若需要利用機械轉導作治療方案，必須考量體重和肌肉收縮對筋腱的拉張力是否能令筋腱細胞有重新生長的條件，同時盡量避免筋腱骨骼的連接點受到擠壓力。如

果像網球肘這類筋腱的壓痛點正正在骨骼連接點上，治療方案通常是透過關節鬆動手法和放鬆軟組織以減低筋腱受到的擠壓力。

至於肌肉拉傷的康復協定就要數瑞典卡蘿琳醫學院研究員及講師 Askling 寫進卡塔爾體院的後腿膕繩肌撕裂的康復協定[1]——「單腳拱橋」（extender）、「單腳插水」（diver）和「滑行墊分腿」（glider）。[2] 與筋腱復健相似的地方是，兩者都藉著康復運動對細胞施行拉張力，由小範圍慢慢用離心力拉長，配合核心控制去慢慢增加筋腱與肌肉的直徑、細胞密度和細胞外基質的密度，以及相輔相成而來的韌性。

而軟骨和骨骼受傷後的修復和增生，則需要適量的擠壓才能促進生長。不論是搓圓、按扁甚至拉長，醫療人員很難像醫生開藥般很準確地量化施加的力量，後文會再詳細講解康復運動的制定。

不藥而癒──手法減壓的神奇魔藥

花師奶最近迷上羽毛球世界冠軍駱建佑，於是興致勃勃地找來其他太太們打羽毛球。後來，打羽毛球的手患上網球肘，痛得她第二天上班連滑鼠鍵盤也沒力去抓。沒辦法之下，她掛診看物理治療。

「我碰見過駱建佑哦。」其實治療師沒有負責過羽毛球隊，但這些白色謊言有時能安撫人心。

---

1 Askling, C. M., Tengvar, M., & Thorstensson, A. (2013). Acute hamstring injuries in Swedish elite football: a prospective randomised controlled clinical trial comparing two rehabilitation protocols. *British Journal of Sports Medicine, 47*(15), 953–959.

2 見本書作者另一著作《物理治療師的運動場邊絮語》中〈大腿後肌──抽筋還是拉傷？〉一文。

肘外側、外側三頭肌連住關節的筋腱都腫起來，要消腫也不是一時三刻可以做到的事。物理治療學校第一課老師就教我們：處理任何關節痛時，都要檢查痛症關節以上和以下的關節有沒有相關問題。

在她的前臂由手肘掃往手腕，到約三分一的位置，有一個小山丘，壓下去有點痛。這是拇指伸展肌肉的肉球，治療師的手再掃下去，是一隻僵硬得彎不起來的手腕。

「你最近缺錢用嗎？」香港人俗語謂之「手緊」，通常是指錢不夠用。原來除了彎不上，手腕也做不到內旋。

手一緊握，手肘的筋腱就開始發燙，同時手肘兩塊骨頭有不尋常的內旋。治療師將花師奶的手腕關節抓緊再向外滑一點點，再叫花師奶緊握試試，結果手肘的痛楚竟然一下子就消失得無影無蹤。反正手肘腫得不能下手，治療師決定使勁將手腕剝開，當天能彎多少就彎多少。治療師再著病人找醫生處方消炎藥，第二星期除了手握力還是有點弱，至少已經沒有那教人睡不著覺的錐心之痛。

人類的前臂就像雞中翼，其中一邊的關節有扭動，會影響另一端的旋轉。過多的關節旋轉，對筋腱的擠壓容易造成發炎和退化。但幸運的是，一旦將受壓的因素消除，即時的止痛效果可以遠遠超乎患者的想像。

這就是物理治療師所相信的，物理上的力量如何治癒人體受到的傷害。

Take Home Message

- 醫生曾經以為臥床休息減少身體負荷可以促進復原，但近二三十年才有愈來愈多證據證明，對組織和細胞施加外力可以促進損傷復原和增生。

- 細胞膜、細胞外基質和細胞核都會因應所承受的外力而調整其密度與複製速度和形式，從而達到治療效果。

- 治療師會利用細胞和組織的特性，利用不同方法施加力量，達到患者期望的治療效果。

參考資料：

Alfredson, H., & Cook, J. (2007). A treatment algorithm for managing Achilles tendinopathy: new treatment options. *British Journal of Sports Medicine, 41*(4), 211–216. https://doi.org/10.1136/bjsm.2007.035543

Askling, C. M., Tengvar, M., & Thorstensson, A. (2013). Acute hamstring injuries in Swedish elite football: a prospective randomised controlled clinical trial comparing two rehabilitation protocols. *British journal of sports medicine, 47*(15), 953–959.

Dunn, S. L., & Olmedo, M. L. (2016). Mechanotransduction: relevance to physical therapist practice--understanding our ability to affect genetic expression through mechanical forces. *Physical Therapy, 96*(5), 712–721. https://doi.org/10.2522/ptj.20150073

Goodman, C. A., Hornberger, T. A., & Robling, A. G. (2015). Bone and skeletal muscle: key players in mechanotransduction and potential overlapping mechanisms. *Bone, 80*, 24–36. https://doi.org/10.1016/j.bone.2015.04.014)

Khan, K. M., & Scott, A. (2009). Mechanotherapy: how physical therapists' prescription of exercise promotes tissue repair. *British Journal of Sports Medicine, 43*(4), 247–252. https://doi.org/10.1136/bjsm.2008.054239

Parry, S. M., & Puthucheary, Z. A. (2015). The impact of extended bed rest on the musculoskeletal system in the critical care environment. *Extreme Physiology & Medicine, 4*, 16. https://doi.org/10.1186/s13728-015-0036-7

Sallis R. E. (2009). Exercise is medicine and physicians need to prescribe it! *British Journal of Sports Medicine, 43*(1), 3–4. https://doi.org/10.1136/bjsm.2008.054825

Silbernagel, K. G., Thomeé, R., Thomeé, P., & Karlsson, J. (2001). Eccentric overload training for patients with chronic Achilles tendon pain--a randomised controlled study with reliability testing of the evaluation methods. *Scandinavian Journal of Medicine & Science in Sports, 11*(4), 197−206. https://doi.org/10.1034/j.1600−0838.2001.110402.x

Silbernagel, K. G., Hanlon, S., & Sprague, A. (2020). Current clinical concepts: conservative management of Achilles tendinopathy. *Journal of Athletic Training, 55*(5), 438−447. https://doi.org/10.4085/1062−6050−356−19

Thompson, W. R., Scott, A., Loghmani, M. T., Ward, S. R., & Warden, S. J. (2016). Understanding mechanobiology: physical therapists as a force in mechanotherapy and musculoskeletal regenerative rehabilitation. *Physical Therapy, 96*(4), 560−569. https://doi.org/10.2522/ptj.20150224

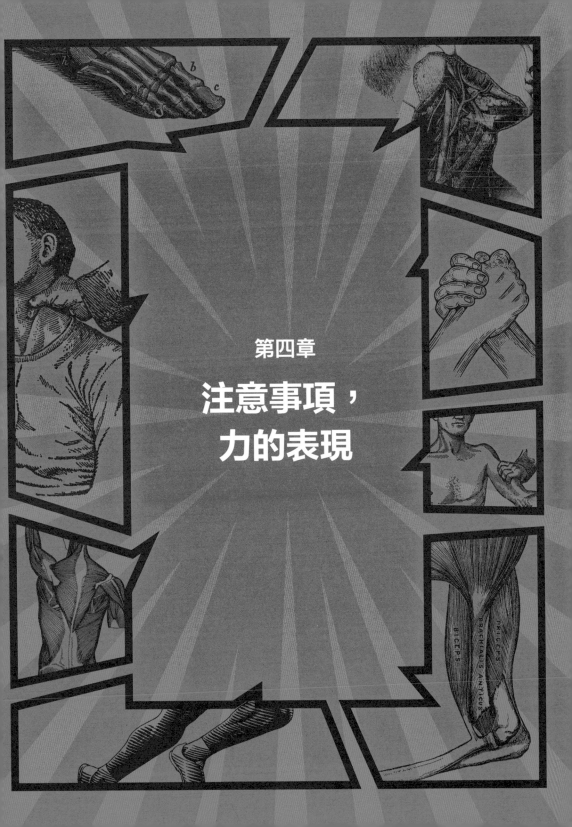

第四章

注意事項，
力的表現

掰——
手法、按摩治療的治標和治本

不知道有沒有讀者發現，雖然常常聽說物理治療師是用手法為病人做治療，但手法實質是做甚麼、如何做，似乎沒有太多人知道。

社交媒體上的「世外高人」

同時，在社交媒體上，我們見到很多脊骨神經科或跌打師傅表演將關節掰開，有些更將咪高峰靠近師傅要掰開的位置，務求將清脆俐落的關節聲響放大。最近甚至可以見到有脊骨神經科人員將馬、貓和狗的頸椎掰開——我不知道毛孩們怎樣告訴主人牠們有肩頸問題，也不知道醫師們怎樣檢討手法成效。

「不知道啊，但牠們的脾氣好像好很多了。」

這些師傅都像世外高人。短短幾分鐘，甚至如抖音那數十秒的片段裡，你沒可能看見他們如何問診、如何檢查，只看見醫師把手放在病人身上準備將關節鎖好的影像，彷彿只要躺在治療床上，患者的腰椎、頸椎和背門就會輕鬆地被醫師掰開。

相反，物理治療師做手法的過程卻有點神秘，一定要關上門在房間裡精雕細琢，也沒有很多吸引眼球的社交媒體短片。你以為物理治療師不想向外界宣示他們的手法有多優越嗎？其實有嚴格的專業守則限制了註冊物理治療師廣告要怎樣放，連字型大小和標點符號都要由管理委員會說了算，雖然條文沒有提及社交媒體的帖文要求，但很多同事都是抱著多一事不如少一事的心態，不會把治療過程放到網絡上。很多年前一個電視台午間清談節目邀請了一位治療師去講解頸椎病，在節目主持和嘉賓都沒有心理準備的情況下，治療師示範掰了一位嘉賓的頸椎。清脆的手法，可能嚇呆了電視機前的觀眾，但廣播事務管理局和物理治療師管理委員會都沒有收到有關的投訴。最苛刻的批評永遠是來自所謂的自己人，物理治療師討論區充斥著對該位治療師的評論，說他「不專業」。

物理治療師 Pettman 告訴大家，在遠古至 18 世紀有一段很長的時間，西方醫學一直認為手法治療和按摩是「不專業的旁門左道」，但那時也是西醫施行放血治療、放膏藥於患處紓緩關節肌肉痠痛的年代——就如寶芝林的黃飛鴻師傅當年也是這樣治療豬肉榮的腰痠背痛。

只要傷患未嚴重到要打針、開刀的地步，古今中外都像在土法煉鋼，用最原始的方法解決人的健康問題。

不會令你即時死亡的腰背痛，請閣下「自理」

有住在英國的朋友與我分享在國民保健（NHS）尋找物理治療師治頸背痛的經驗。

「很快就排到治療師做檢查，但做完一輪檢查後，治療師只給了一本小冊子給我『自我管理』，至於如何拉筋、如何做核心運動，連教都沒有教過

就打發我走了。腰椎嗎？他碰也沒碰過。」因為她沒有醫療保險，所以沒辦法找費用高昂的私人執業治療。於是她開始上些瑜伽班，頸背痛時好時壞。她懊惱為甚麼忍受著長期痛症的「病人」沒有辦法在公營醫療得到治療。

每說到腰痠背痛，患者總希望治療師可以碰一碰自己的患處，就像日劇《女醫神 Doctor X》的女主角一樣，做完手術後拍一拍病患的肩膀，然後就代表手術成功了。

細看英國有關腰背痛和坐骨神經痛的國家臨床指引，我便明白英國公立醫院的物理治療師為甚麼不敢碰自己的腰頸痛病人：指引的目的不是替所有病患消災解難，而是用最少的資源將最嚴重的病症揪出來，給骨科醫生動手術，將合乎條件的病人送去做昂貴的磁力共振掃描，為適當的病患開適當的止痛藥。轉介病人做物理治療，尤其主要做手法治療，在管理層的角度並不合乎成本效益。在行政角度，也需避免將所有病人都送進手術室，以免病人習慣動輒開像嗎啡般強力的止痛藥，導致藥物成癮，也怕他們慣性地花幾百英鎊去照一些和病症無關，將身體正常退化當成世界末日的磁力共振片。

永遠不會「畢業」的病人

當然，還有那些永遠不會「畢業」，一看物理治療就要十年八載的病人。

在私人執業的領域裡，手法治療的技巧是基本的求生技能。病患一直找物理治療師以被動的手法（例如電療、手法治療等可以完全讓病人躺平，甚麼都不用做的治療法）處理痛症，慢慢治療師的日程表就會排滿，因為舊病人除非要移民或者不能再負擔治療費用，否則不會減少；新的陸續有來，門庭若市指日可待。有些病人沒有被治療師按過，就會感到渾身不安。我最誇

張的個案，是在一個年三十的晚上吃年夜飯時收到病患的午夜凶鈴，要求我在第二天的年初一做治療。

「我年初三就要飛到法國待三個月，那三個月甚至沒可能找到懂英語的物理治療師。求求你……」然後，治療師第二天一大清早開診所，就為了這名病患可以一路順風，當然也收到農曆新年指定的大紅包。

但公營醫療裡，這些病患一定要有「畢業的日子」，讓原本用來治理跟進個案的時間可以騰出來迎接新症，沒有可能容許病人一直滯留在系統裡，因為輪候公立醫院物理治療師的隊伍已經愈來愈長。在新加坡，若果不是骨科術後個案，一般腰背痛或扭傷的個案在八節物理治療後，就要檢討治療成效。

手法治療，有人覺得在整個療程裡不可或缺，也有人覺得不怎麼樣。但在治療期間，在凝結的空氣裡，病人一定會問治療師：「這到底是甚麼原理？」

治療師通常都解釋說，關節活動幅度改善了，痛症就會減少。這和《黃帝內經》記載「筋長一寸、壽延十年」不謀而合。我問過那些不懂中文的非華籍病人是否相信這套理論，卻似乎都是抱著「信則有，不信則無」的心。

又例如，運動治療師很喜歡用極重的手法按摩把前膝痛的病人的髂脛束（iliotibial band, ITB）用力推開，因為這是被認為令「菠蘿蓋」（髕骨）在病人跑步著地時向外歪的罪魁禍首。曾經有殘疾運動員有前膝痛，治療師用力將髂脛束剝開——第二天練習接受另一位治療師檢查時發現被按過的地方出現了一大片瘀青。

第四章
注意事項，力的表現

「你不覺得這有問題嗎？」

「噢？ 是嗎？我以為我不知道甚麼時候又撞到甚麼枱腳，哈哈哈……」

又如菲比斯在奧運期間顯示的拔罐印一樣。現在連物理治療師都會用拔罐做治療，只是由中醫師常用的玻璃罐變成矽膠罐。原本醫師需要點火燒熱玻璃罐，利用熱空氣的低氣壓將玻璃罐吸在患處；矽膠罐不用燒，治療師用手將矽膠罐裡的空氣一擠然後放到患處，矽膠罐就會牢牢地吸在皮膚上。雖然未有科學證實，但不少治療師認為拔罐吸起皮膚甚至底下的筋膜，如果加上「走罐」，就和一般的筋膜放鬆手法有異曲同工之效。

運動員對這些「勳章」不以為意，反而覺得這些是獎牌以外自己努力鍛鍊的印記。身體要以這樣的訓練量練習，運動員才需要用這樣極端的方式讓自己盡快恢復，投入下一節訓練。

物理治療手法在理論上的作用

物理治療師用的手法，主要是用於關節、軟組織和神經線。

治療師習慣在做手法前測試關節的活動幅度，詢問患者的痛楚程度。正常的情況下，手法治療後，關節幅度增加了，痛楚程度減少了，病人也就假設關節囊、肌肉和筋腱都拉鬆了。

我們將事情想得太完美了。

不論是荷蘭鹿特丹醫學院醫生 Bervoets 的文獻回顧，抑或是佛羅里達大學物理治療系臨床副教授 Bialosky 的臨床評論，他們均指出按摩和手法治療可以短暫增加關節活動幅度，肌肉筋腱也有拉長的效應；但這些緩解的

針對結構	手法	主要技術	理論上的作用
關節	• 關節鬆動術	• 將關節在生理角度中間作鬆動術 • 將關節在生理角度外「鎖」住，再用高速低幅度手力將關節囊中的空氣以高壓擠出	• 增加關節活動幅度 • 減少肌肉痙攣 • 減少疼痛
軟組織	• 瑞典式按摩 • 深層肌肉按摩 • 壓痛點治療 • 指壓	• 輕揉皮膚表面及皮下軟組織 • 用手法橫越肌肉及軟組織 • 痛點擠壓 • 治療師用指頭作出不同形式和節奏的按壓	• 增加血液淋巴循環 • 減少肌肉痙攣 • 放鬆 • 軟組織復位 • 剝開黏連 • 增加活動幅度
神經線	• 神經律動	• 在脊椎和四肢的被動、複合動作在生理幅度中間活動，藉以將神經線在其他軟組織中間滑動或拉長	• 增加活動幅度 • 減少神經有關痛症及麻痺症狀

張力似乎不是直接將軟組織拉長。不論是量度肌肉長度和關節活動幅度，這些臨床檢測方法如之前提及的檢查一樣，都有學者質疑其準確程度。但可以肯定的是，就算做完按摩和手法治療，病人在即時的檢測發現活動幅度有所提升，這些效果大多是短暫的，灰姑娘的白馬車到了午夜 12 點，就會變回南瓜車。學者 Crawford、加州大學洛杉磯分校衛生政策與管理學科客座助理教授 Miake–Lye 等人的文獻回顧都顯示，要止痛的話，有按總比沒有按好，但文獻引述的文章都沒有說明：到底要怎樣按才會好？施力之處是否真的到達目標的肌肉、筋腱、關節組織？和之前提及的觸診檢查一樣，施力不一定可以準確到位。

復康科醫生 Tejero–Fernández 的回顧說，按摩在運動世界裡，可以促進免疫系統功能，這是為甚麼運動員在高強度訓練後或者競賽項目期間需要按摩的原因之一。

　　每次出隊到游泳比賽，治療師和按摩師都會空群而出，因為不少泳手同一天有超過一項競賽項目，為他們的恢復按摩有時會成為勝負的關鍵。世界各地代表隊的隊醫第一天到游泳池就要視察場地，看看按摩床可以放在甚麼有利的位置。香港和新加坡隊有明文規定參賽運動員只可以買正式比賽前兩天到埗的機票，有利的位置當然會被資源更豐富的強隊佔領。菲比斯可以泡在有水壓的按摩水池吃意大利麵（不要問我他們把按摩水池的插頭放在哪裡），其他國家的人員大多繼續默默地用雙手埋首苦幹。那些有獎牌進袋的國家隊，有輕輕推油但每個運動員最少要推一小時的法國隊和瑞典隊，有實實在在、拳拳到肉的日式、中式手法，還有看著他們在按也不知道在按甚麼的俄羅斯治療師。比賽贏輸當然是泳手的努力與教練和各種支援的成果，哪一家的按摩手法對運動員的恢復最有效？與有沒有獎牌真的沒有太大關係。

　　即使按摩和手法治療的效果和持久性未能肯定，但病人往往覺得接受完治療後，痛症改善了，世界變得美好了，甚至空氣也變得清新了。這些效果不止是因為將手力施加於患處，例如物理治療系臨床教授 Boyle 在美軍醫務所成功用掰胸椎的方法治療肩膊疼痛；又或者我的老師——昆士蘭大學物理治療學科講座教授 Vicenzino——透過手腕、胸椎和頸椎的關節鬆動術去處理網球肘的問題，竟然也有不錯的效果。治療師聽著病患的悲慘故事，把負能量吸走的安慰劑作用，有沒有可能有些科學根據？

　　在神經系統裡，手法治療有效是因為周邊神經接觸到較少和發炎因子有關的痛感刺激，以及和止痛有關的荷爾蒙分泌，例如內啡肽、體內大麻素、N十六酰胺乙醇、血清素等。

　　在脊髓神經，Bialosky 的評論引述在實驗室不同的白老鼠測試，止痛效果可以是因為痛感傳導的干擾，可以是因為干擾痛感傳遞的電流增加，也可以是因為脊髓神經減少刺激已經繃緊的肌肉。

在腦幹以上，Bialosky 的同一評論也引述其他專家，指出手力治療可以改變自主神經功能，促進體內嗎啡類和多巴胺的分泌等，改變中樞神經系統對痛感資訊的詮釋，從而得到止痛效果。

當然，心理作用，也是一種作用。

信者得救

華人可能因為受傳統跌打醫師的潛移默化，都認為手法一定要掰到關節有聲音，過程要夠痛才有效。

運動員反而較少主動要求治療師掰關節。如果他們還在賽季的中間，不熟悉這些治療法的效果和反效果，通常都不敢冒險去接受這些治療。

在體育學院那種開放式的治療空間，治療師會慢慢將運動員緊繃的軟組織像在弄手撕雞般拆開，運動員會在接受治療時繼續打他們的手機遊戲，掃著手機有甚麼可愛動物片段，或者在交流其他隊員明愛暗戀等各種八卦。

有曾經多次脫臼的運動員因為肩膊痛找物理治療師，相熟的治療師的檔期都排滿了，她只好硬著頭皮去找一位剛來報到，但據說經驗十分老到的大叔。大叔施以手法治療，旁邊的治療師也在為自己的看診埋頭苦幹，突然間運動員「啊～」的一聲慘叫。

運動員的肩膊脫臼了，物理治療經理連忙上前幫忙但復位不果，要到急症室打麻醉才能成功復位，她怎樣都沒可能選上一個月後的國際賽代表隊了。

　　或許這真的是一場意外。將關節掰開的手法，在物理治療學校裡就像是各武林秘笈的最後一章，本科老師就是不告訴你怎樣掰開患者的關節，理由是這治療方法很「危險」，要菜鳥們累積多點經驗，然後回去大學進修，鍛鍊好自己的手感，到考試時將掰開關節的音效好好展示給考官。

　　在韓劇《大長今》，長今要成為一名好的醫女，最重要的，是長期「誠惶誠恐」的態度。

　　說到掰關節的佼佼者，最經典當然要數馬來西亞拿督梁潤江師傅。在網絡上有不少他為人「治療」的影像片段，然後很多口耳相傳「以年計的肩周炎可以一次搞定」的江湖傳聞。數分鐘的影片裡，梁師傅會將脊椎或關節鎖好，然後一下突然的扭動引發一連串「咔啦」的聲音從關節響起，彷彿這些聲音就代表了治癒。不少人仰慕梁師傅的手藝，不惜付高昂診金，從老家飛到梁師傅應診的地方朝聖，因為有著這樣的期望，師傅也有求必應，響過的頸椎從此以後過著幸福美滿的生活，直到永遠。

　　物理治療學校教治療師要溫柔到只在脊椎移動不多於幾毫米。不管是澳洲物理治療泰斗 Geoff Maitland 開發的手法治療系統，還是動態關節鬆動術（mobilization with movement，即患者不能完全躺平，要做動作配合治療師手法活動關節的療程），又或紐西蘭物理治療師 Brian Mulligan 的獨門手法，都好像沒有被華人社會廣泛認為「有用」的會令關節啪啪響的元素。

　　還有脊骨神經和整骨治療師廣泛採用的顱骶骨治療，治療師聲稱用手在患者的頭蓋骨上施予五磅的壓力，便可以診斷甚至改變隔著頭蓋骨的大腦組織底下的脊髓液流動。信不信由你。我還沒有機會去體驗這種輕柔得像羽毛放在皮膚上的手法治療可以有多神奇。

錄像裡當然會看到治療的即時效果，但網絡上沒有人會去追蹤這些患者在給大師診症過後三個月，甚至半年後的症狀會變成怎樣。治療師和跌打師傅當然對自己的手充滿信心，而患者對醫者有沒有信心，原來都影響治療效果。

　　所以，在討論手法治療能否有效前，病患首先要知道自己的問題是痛症還是活動幅度的問題，然後撫心自問，將要掛診的醫師在初次看診後是否仍然會是一個值得自己信賴的人。隨後的效果，就由自己的神經系統做反應吧。

Take Home Message

- 如果需要在物理治療診所做手法療程，病患接近不可能在公營醫療系統得到應有的服務。

- 手法治療只能短暫提升關節活動幅度和肌肉柔韌度，暫時沒有證據顯示軟組織在手法治療後在結構上有明顯分別。

- 手法治療對於止痛和舒展筋骨肌關節的效果，很大可能是源自不同部分的神經系統的自我調節、心理和安慰劑作用。

參考資料：

Bervoets, D. C., Luijsterburg, P. A., Alessie, J. J., Buijs, M. J., & Verhagen, A. P. (2015). Massage therapy has short-term benefits for people with common musculoskeletal disorders compared to no treatment: a systematic review. *Journal of Physiotherapy, 61*(3), 106–116. https://doi.org/10.1016/j.jphys.2015.05.018

Bialosky, J. E., Bishop, M. D., Price, D. D., Robinson, M. E., & George, S. Z. (2009). The mechanisms of manual therapy in the treatment of musculoskeletal pain: a comprehensive model. *Manual Therapy, 14*(5), 531–538. https://doi.org/10.1016/j.math.2008.09.001

Bishop, M. D., Torres-Cueco, R., Gay, C. W., Lluch-Girbés, E., Beneciuk, J. M., & Bialosky, J. E. (2015). What effect can manual therapy have on a patient's pain experience? *Pain Management, 5*(6), 455–464. https://doi.org/10.2217/pmt.15.39

Boyles, R. E., Ritland, B. M., Miracle, B. M., Barclay, D. M., Faul, M. S., Moore, J. H., Koppenhaver, S. L., & Wainner, R. S. (2009). The short-term effects of thoracic spine thrust manipulation on patients with shoulder impingement syndrome. *Manual Therapy, 14*(4), 375–380. https://doi.org/10.1016/j.math.2008.05.005

Chaudhry, H., Schleip, R., Ji, Z., Bukiet, B., Maney, M., & Findley, T. (2008). Three-dimensional mathematical model for deformation of human fasciae in manual therapy. *The Journal of the American Osteopathic Association, 108*(8), 379–390. https://doi.org/10.7556/jaoa.2008.108.8.379

Crawford, C., Boyd, C., Paat, C. F., Price, A., Xenakis, L., Yang, E., Zhang, W., & Evidence for Massage Therapy (EMT) Working Group (2016). The impact of massage therapy on function in pain populations—a systematic review and meta-analysis of randomized controlled trials: Part I, Patients experiencing pain in the general population. *Pain Medicine (Malden, Mass.), 17*(7), 1353–1375. https://doi.org/10.1093/pm/pnw099

Freitas, S. R., Mendes, B., Le Sant, G., Andrade, R. J., Nordez, A., & Milanovic, Z. (2018). Can chronic stretching change the muscle-tendon mechanical properties? A review. *Scandinavian Journal of Medicine & Science in Sports, 28*(3), 794–806. https://doi.org/10.1111/sms.12957

Harvey, L. A., Katalinic, O. M., Herbert, R. D., Moseley, A. M., Lannin, N. A., Schurr, K. (2017). Stretch for the treatment and prevention of contractures. *Cochrane Database of Systematic Reviews, 1*(1), CD007455. Retrieved November 6, 2022, from https://doi.org/10.1002/14651858.CD007455.pub3

Konrad, A., & Tilp, M. (2014). Increased range of motion after static stretching is not due to changes in muscle and tendon structures. *Clinical Biomechanics (Bristol, Avon), 29*(6), 636–642. https://doi.org/10.1016/j.clinbiomech.2014.04.013

Miake-Lye, I. M., Mak, S., Lee, J., Luger, T., Taylor, S. L., Shanman, R., Beroes-Severin, J. M., & Shekelle, P. G. (2019). Massage for pain: an evidence map. *Journal of Alternative and Complementary Medicine (New York, N.Y.), 25*(5), 475–502. https://doi.org/10.1089/acm.2018.0282

National Institute for Health and Care Excellence (NICE). (2017). National Low Back and Radicular Pain Pathway.

Pettman, E. (2007). A history of manipulative therapy. *The Journal of Manual & Manipulative Therapy, 15*(3), 165–174. https://doi.org/10.1179/106698107790819873

Stemper, B. D., Chirvi, S., Doan, N., Baisden, J. L., Maiman, D. J., Curry, W. H., Yoganandan, N., Pintar, F. A., Paskoff, G., & Shender, B. S. (2018). Biomechanical tolerance of whole lumbar spines in straightened posture subjected to axial acceleration. *Journal of Orthopaedic Research: Official Publication of the Orthopaedic Research Society, 36*(6), 1747–1756. https://doi.org/10.1002/jor.23826

Tejero-Fernández, V., Membrilla-Mesa, M., Galiano-Castillo, N., & Arroyo-Morales, M. (2015). Immunological effects of massage after exercise: a systematic review. *Physical Therapy in Sport: Official Journal of the Association of Chartered Physiotherapists in Sports Medicine, 16*(2), 187—192. https://doi.org/10.1016/j.ptsp.2014.07.001

Vicenzino, B., Cleland, J. A., & Bisset, L. (2007). Joint manipulation in the management of lateral epicondylalgia: a clinical commentary. *The Journal of Manual & Manipulative Therapy, 15*(1), 50—56. https://doi.org/10.1179/106698107791090132

第四章
注意事項，力的表現

筋肌問題——
治癒負荷的甜蜜點

公立醫院物理治療門診部裡，有不少運動班，最經典的一定是膝關節炎的康復班。六至八節療程，做的是傳說中的物理治療「三寶」——「健身單車」、踢沙包和中頻干擾波電療。

物理治療「三寶」

一般的社區中心裡，「健身單車」是那些可以用旋鈕調校阻力，只有踏板的「單車」。

在一些有治療師駐診的老人中心，長者把腳放在電動單車踏板上，泰山不動，踏板會主動轉動；或者還會有一個專門用來鍛鍊上肢的版本，據稱對肩周炎特別有幫助。更有高階版本是由治療師將長者手腳綁在踏板上做被動動作，踏板可以提供全力或部分協助，替長者甚至半身癱瘓的病人「踏單車」。

韓國大邱大學物理治療系學者 Lee 的研究指出，健康的年長女士不論用跑步機進行快步走或者踏健身單車都可以改善步幅、步速和平衡力，但健身單車組的改善更為明顯。步速快慢和平衡力與跌倒導致骨折的風險有密切關

係，加上踏健身單車的運動少了在跑步機上走路或緩步跑對膝蓋的撞擊力，似乎是預防跌倒的最佳選擇。

沙包也是一個治療師細想起來覺得不大有效的運動。順天堂大學醫學系骨科學特聘教授黑澤尚在《膝蓋解痛全圖解》一書裡詳細教大家如何踢沙包，這也是在公立醫院裡教大家的三寶之一。

治療師會叫你將沙包繫在腳踝上，並提醒你記得要將膝蓋蹬直向上踢，聲稱鍛鍊到四頭肌之餘，也會將「菠蘿蓋」和大腿股骨的壓力減到最低。

安坐在椅子上踢沙包、踏「健身單車」、做電療的時候，以前有不少伯伯會帶報紙馬經去讀，阿嬤就是織著兒孫冬天要用的圍巾——現在嘛，應該都是開著手機串流媒體看自己愛看的影片。

你會見到，這些「治療」都可以坐著或躺著做，將椅子一字排開就可以給很多位患者坐。坐著做的治療還有一個天大的好處，就是病患跌倒的風險將會降到最低，治療師可以同時間處理多位患者，不用擔心他們會受傷。

小時候我們學騎單車，將手扶在單車坐墊上的爸爸雖然會擔心我們跌倒受傷，但也會說：「沒有跌過的話，不可能學懂如何騎車哦。」我依稀記得，踏板在轉，車身拿到平衡之前，膝蓋擦傷了多次。沒有遇過挫折，不會真正成功。

康復運動的負荷足夠嗎？

澳洲拉籌伯大學物理治療系榮譽教授兼下肢筋腱問題專家Jill Cook在她的推特（Twitter）上曾經有以下的留言，引起了不少同業的迴響：

「長期以來，我們的確對治療筋骨肌症狀提供不足以康復的負荷。這有幾個原因：

「第一，物理治療師很多都沒有清楚明白重量和體能訓練的基礎；
「第二，物理治療師搞不清運動對這些組織的影響；
「第三，卻是最重要的，是物理治療師自己都沒有上過健身房。」

好一個當頭棒喝。

還是物理治療系學生的我沒有上過健身房，也曾經囫圇吞棗，以為踢沙包可以解決長者膝關節痛的問題。實習期間如果只求不犯錯，當然在提供康復運動時也不會將鍛鍊推至阿公阿嬤體能的極限，因為這樣做的話，學生的考試隨時會不及格，沒辦法成為註冊物理治療師了。

再回去看看踢沙包練習，如果治療師只要求阿公阿嬤踢兩公斤沙包的話，那麼這塊四頭肌如何足以頂住他們站立行走時整個人的重量？筋腱拉力長期沒有受到挑戰，治療師又怎會知道阿公阿嬤踢的沙包夠重，足以讓肌力強大到真正可以減輕關節面受到的壓力？

從復康指引到現實世界

芯剛升上大學，所有事情都覺得新鮮。她想住進大學宿舍，可是住得與校園距離較遠不代表你一定有機會。芯在迎新活動裡一直表現活躍，她想在大學生涯中嘗試新挑戰，於是加入了大學宿舍的欖球隊。

到了舍堂欖球總決賽，她勇戰受傷，一下原先要衝刺、剎停再轉身的動作，令她整條腿陷進了剛下完雨的泥巴裡，她的膝蓋嚴重脫臼。現場有人想

將骨頭推回去，但因為芯實在感到太痛，她被人用擔架床送到急診室，麻醉止痛下才能復位。

磁力共振出來的結果更令人擔心——除了膝蓋脫臼，以及導致內側髕股韌帶（medial patello-femoral ligament）撕裂外，芯的前十字韌帶也傷得不輕。膝蓋脫臼有了第一次，復發機率甚高，醫生建議動手術，芯也乖乖聽從醫生的指示上了手術台。

手術十分成功。但修補內側副韌帶後，意料之內的副作用是芯有好幾個星期要穿著支架，將膝蓋完全拉直，以免連站立行走都會拉到這條剛修補好卻仍然十分脆弱的韌帶。

戴上支架的代價是到術後六個星期支架拆掉的時候，芯的膝蓋完全不能屈曲，連四頭肌的鍛鍊都受到延誤。要像社區中心的阿嬤一樣踢沙包的話，膝關節最少要能屈曲90度。治療師另外花了差不多半年才將芯的膝蓋屈曲成可以用來訓練四頭肌的幅度。當然，力量訓練會嚴重滯後。

說到膝關節手術後的復康，墨爾本膝前十字韌帶康復藍圖是治療師傍身的「聖經」。芯當然希望以此為指引，下一年可以恢復操練——除了證明自己的能力，也是為了保證自己下一年的宿位。

不意外的是，當芯重新回到「重訓」，只是站直將四頭肌蹬好，四頭肌已經在發燙。芯和治療師四目交投，也深知這需要很長的康復時間。

治療師還是覺得，讓芯知道復操的標準，給她一點心理準備或許可以令她覺得未來九個月的療程不會太難過。

在第二階段大約術後半年的康復進度裡，病患需要做到槓鈴背蹲（barbell back squat）和單腳腿推（single leg press），要推到自己一倍半的體重。

芯的膝關節在這時候才剛剛屈曲到可以用自己的體重做深蹲，但都硬著頭皮將負重的鐵餅一塊一塊地加上去，好不容易才熬到術後一年。但當她聽到要進入康復第三階段所需的負重時，她有點手足無措。

「甚麼？我好像受傷前都沒有可能做到這個重量呢⋯⋯」學校的課業繁重，宿生活動又多，欖球訓練從來沒有重訓，芯開始懷疑自己有沒有這種信心和決心，能夠花時間和精力練到自己比受傷前要強很多，很多。

芯最終決定下學年放棄校園宿位，情願每天上課後搭長途車回家，喝老媽煲的老火湯。

筋腱治療需要拉的力量遠超想像

筆者在〈掰──手法、按摩治療的治標和治本〉一文裡曾提及，手法治療其實無法將筋腱、肌肉、關節囊等軟組織拉長。里斯本大學體育與健康系副教授 Freitas 和格拉茨大學體育與健康系助理教授 Konrad 也在他們的研究中發現，做完伸展運動後，關節活動幅度有所增長是因為抑制伸展肌腱的神經受到抑制，會有放鬆的效果，而不一定是因為這些軟組織的細胞數目有確實的增加或者纖維有增長。要纖維有實質增長，患者須長期及持續在軟組織上施加伸展、扭力和壓迫，誘發細胞機械轉導。增生需要持續 12 星期的重訓和筋腱負荷，一直訓練到六個月後筋腱結構會有實質的新細胞增生，筋腱的堅韌度得以強化。

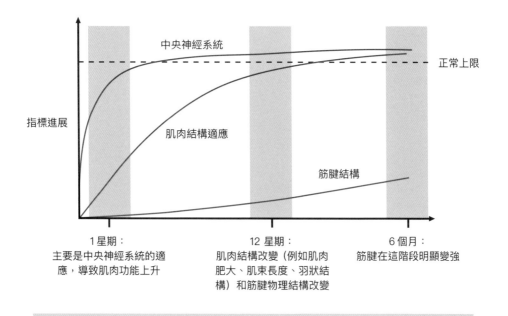

圖中標示：

指標進展

中央神經系統

正常上限

肌肉結構適應

筋腱結構

1 星期：
主要是中央神經系統的適
應，導致肌肉功能上升

12 星期：
肌肉結構改變（例如肌肉
肥大、肌束長度、羽狀結
構）和筋腱物理結構改變

6 個月：
筋腱在這階段明顯變強

圖 1：筋腱對負荷的生理反應

那麼，要多大力才能導致筋腱結構有實質的新細胞增生，增加筋腱強
度？

在正常的運動訓練環境裡，治療師和體能教練要先測試運動員的最大
肌力才可以計算出訓練要達到目標所需的重量。健康的肌肉要先測試，測
試的是肌肉做到最強的單次收縮可以產生多少阻力（1 repetition maximal,
1RM），再以此測試結果決定運動劑量。正常的畫面是，教練、治療師一同
和運動員咬緊牙關，運動員汗流浹背，像兒時出盡吃奶的力。

柏林洪堡大學運動科學系教授 Arampatzis 的研究發現，低強度的重力
訓練不能營造到令筋腱有機會重生所需要的力量。肌肉要收縮至做到最大肌

力的90%，才可以令連接的筋腱拉長4.5%–6.5%。受過長時間訓練的運動員，筋腱飽歷風霜，要拉開筋腱所需要的肌力只會更強。

在現實的臨床環境裡，治療師其實很難可以準確預測要多少的拉力才能做到機械轉導的治療效果，尤其是應用於受過傷或正受傷的肌肉、筋腱和正在癒合的骨折上，因為檢測和治療運動本身亦有再拉傷的風險，也會增加筋腱和接骨點的壓力。為了確保將這些練習的風險減到最低，治療的方案通常會是等長收縮（isometric contraction，即是肌肉有收縮力但沒有真正收縮）、離心收縮（eccentric contraction，即肌肉一邊在拉長一邊在做肌肉收縮），以及大負荷的慢速收縮（heavy slow resistance）。

不論肌腱是在發炎還是退化的狀態，筋腱其實承受不到由肌肉快速收縮引致的大量負荷，筋腱轉角到接骨處的擠壓（例如肩旋袖肌連接到肱骨頭的轉彎角度），或者筋腱著地的離心力，所以康復初期的運動都會以等長及離心收縮為主，利用更少的肌力令筋腱承受更大的延伸和擠壓負荷。加上不少運動員需要在訓練課表上追加康復療程，等長和離心收縮可以確保不會因為過量的訓練量而造成更多的勞損。經典的例子是由於默奧大學社區運動及康復學科教授兼物理治療師Alfredson提倡的亞基里斯腱症狀的處理。治療師要求患者用雙腳蹬腿，再慢慢用單腳落下。小腿的腓腸肌和比目魚肌都需要照顧，所以要分別將膝關節蹬直和屈曲來完成動作。進階練習會要求患者揹上沙包做同一套動作，直至筋腱有足夠韌力做彈跳動作，直到完全恢復正常訓練為止。

加拿大英屬哥倫比亞大學物理治療系教授Scott表示，因為單次肌力測試涉及風險，所以正接受治療的運動員會以較低的阻力完成三至五下推舉（即3RM或5RM），再以此結果估算1RM。值得留意的是，這個估算也會因為患者是否有受過正式的重訓和訓練模式（例如健身課表主要是練習肌肉

持久力還是爆發力）而有所偏差，所以他會建議肌力測試不要在同一天重複太多，每次測試的動作最好不要重複超過 12 下，以免該測試結果得出的重量會跌至單次肌力的 70% 以下，影響估算的準確度。

除了最大肌力外，痛楚程度也會作為負荷的依據。物理治療教授 Jill Cook 為碩士生講課時，也建議以患者的痛楚程度為負荷承受能力的依歸。一般的臨床建議是 10 分為滿分，痛楚程度（VAS）不超過 4 分，運動後的痠痛不會持續超過 24 小時為準。但患者的訓練背景也要考慮，例如你不會要求一個頂著啤酒肚的中年大叔用運動員的標準做蹬腿去治療足底筋膜炎，通常用蹬腿治療這類個案，會先將大叔的肌力推至極限，因為這肌力仍然未必達致可以令筋腱有結構上的轉變，然後才慢慢繼續增加大叔的肌力，增加至治癒筋腱所需要用的強度。

另外，肌力收縮的總時間也會影響對筋腱的負荷。理論上肌肉收縮的時間愈長，筋腱的負荷亦會有所提升。在同一阻力下，如果收縮的速度太慢，藉以延長收縮總時間的話，肌肉可以承受的阻力將會大大降低。剛才談到要拉長筋腱，阻力訓練最好有最大肌力的 90%，大負荷慢速收縮一般會以六至八秒完成整個收放。但若果收放速度太慢的話，到了第四下患者便有可能無法再維持同一節奏。治療師和體能教練會和患者商討，量身訂造患者要達到目標拉力所需的阻力和節奏，既是身體可以承受的訓練量，又可以達到最佳的機械轉導效果。

其中，配合離心收縮、大負荷慢速收縮及漸進到增強式訓練（plyometrics training）有兩個康復藍圖：特拉華大學物理治療系副教授 Silbernagel 的亞基里斯腱的康復藍圖和蒙納士大學物理治療系教授 Malliaras 的膝前筋腱的康復藍圖。除了要止痛外，這些康復運動是要增強筋腱和肌肉的強度和對抗性，在高強度的訓練和比賽量之下也不輕易撕裂。

在受傷後康復的環境裡，我們害怕的是治療師給病患的運動量太少，雖則可能已經止住痛症，軟組織的強度卻沒有達到應付日常生活應有的水平。曾經有一段時間，我接到不少脊骨神經科同事的轉介，說做完手法治療後病患雖然有短暫改善，但療效沒有持續，原因大都是患者的肌力孱弱得連自己的姿勢也保持不到 10 分鐘，即使坐在符合人體工學原理的椅子上，也因為肌力不足，整個人沿著椅子滑下去。

在精英訓練的環境裡，我們害怕的反而是一直在玩命，卻不知道自己的「體能水塘」有多大的運動員。

大家可能還記得一代欄王劉翔。這位 2004 年雅典奧運 110 米欄冠軍在職業生涯後半段長期受到亞基里斯腱的患處困擾。他經治療後在不同的國際田聯賽事和世界錦標賽成績更勝從前，還在 2006 年打破了世界紀錄。但到了 2008 年，他在「家門口」的北京奧運卻因傷退出初賽，那時他起跳的右腳的亞基里斯腱傷患才在媒體前曝光。隨後他休養、接受治療（至於甚麼治療至今仍然是一個謎），仍然取得 2012 年的奧運資格，但在這倫敦的田徑場上演的初賽，他縈繞於心的筋腱應聲折斷了。他留在倫敦接受接駁手術，職業生涯也隨著這斷裂的亞基里斯腱宣告終結。

「他一直在玩命。」教練孫海平在 2012 年奧運失利後這樣在傳媒面前哭著說。劉翔也表示過，為了備戰，他一直不顧一切地增加自己的訓練量。不難猜到的是，劉翔一直用不同的止痛方法來讓自己能完成超高的訓練量，但忽略了這訓練量究竟是在建立還是在破壞筋腱結構。

調控訓練量來減低受傷機率

治療師曾經服務過一隊球隊，教練讓「健康」的球員做正常訓練，有傷患的球員要到「sick bay」訓練。但逐漸地，「sick bay」的球員數目反而超

過「健康」的球員。然後治療師發現，原來為了湊足球隊人數，教練沒有要求球員做季前體能測試，卻要求所有球員用同一個課表練習，後來即使球員長期疲勞，教練仍然增加訓練量。逐漸整隊球員都留在「sick bay」，難以湊足「健康」的球員參加比賽，結果各人都負傷上陣，表現自然未如人意。

近年你會見到差不多所有足球和欖球等隊際運動項目，都有教練要求球員穿上有全球定位系統（GPS）感應的背心裝置，以監察球員的跑動里數。這是澳洲籍體能訓練顧問 Tim Gabbett 經年研究後在《英國運動醫學雜誌》發表的一系列建議之一，因為跑動里數是計算訓練量的其中一項指標。

球員和教練都明白，要贏比賽，需要一定的體能和對抗性，所以他們才要努力不懈，遵照教練的指示「多走一步」。亦有證據顯示，長期投入高強度訓練可以減少非撞擊的軟組織勞損性傷患的機率。就算舊患已經被證明是再受傷的風險因素，維持高訓練量可以減少觸及舊患的機率。

而球員受傷止痛過後，很多時候他們都無法即時歸隊和隊友維持同一訓練量，如果治療師、技術教練和體能教練無法做到無縫接軌的話，球員可以每星期增加約 10% 的訓練量，直至和隊友的訓練量銜接為止，受傷的機率仍然可以大大降低。

受傷過後，患處可以承受訓練量的「水塘」一定會相應縮小，就算痛症已經不存在，但患處的水塘沒有增加容量，到了真正比賽的戰場，這些帶傷的球員也會首先變成砲灰。如果受傷後急於和隊友復操，受傷的機率會相應提高。

根據國際奧委會的指引，運動隊伍需要自訂計算訓練量的公式和定義，其中有外在和內在訓練量之分。外在訓練量主要是以課表、跑動和抬舉的指數為指標，內在訓練量主要量度身體對訓練量的反應：

外在訓練量	內在訓練量
• 訓練維持時間	• 主觀辛苦程度指數（RPE）（0—10）
• 訓練及比賽的頻率	• 主觀辛苦程度再乘以訓練時數（0—10 x 分鐘）
• 訓練及比賽的形式	• 心理狀況調查問卷
• 時間——運動分析（GPS）	• 睡眠質素及時間
• 動量輸出、速度、加速	• 酵素、免疫系統、荷爾蒙測試（需驗血）
• 神經肌肉功能（跳躍高度、爆發力訓練）	• 心理運動速率（例如反應時間測試、動作準繩度及完成質素等）
• 動作下數（例如棒球運動員一節投球數目，跳高、跳遠運動員起跳下數）	• 心跳率
	• 心跳率和主觀辛苦程度比率
• 訓練總距離（適用於耐力訓練）	• 心率變異度（heart rate variability）[1]
	• 心搏（training impulse, TRIMP）[2]
	• 乳酸閾值（lactate threshold）[3]
	• 乳酸閾值和主觀辛苦程度比例（lactate threshold to RPE ratio）

　　這是一個周而復始的測試過程，目的是收集最少每週甚至每節的指數變化。一般而言，教練和物理治療師會留意過去三至六星期的平均訓練量（慢性訓練量）和剛過去一星期的訓練量（急性訓練量）。一般能長期承受高強度訓練量的，因為勞損而受傷的機率會明顯較少。而怎樣去定義「高強度」一般是相對運動競賽的體能要求。

1　心跳之間的區隔時間。這和身體的正副交感神經功能控制心跳的能力有關。變異度愈高，代表兩組神經系統的互補和平衡度愈高。現時有智能運動手錶可以透過胸口心跳帶量度這數據。

2　首先運動員要知道他們運動的最高心跳、訓練器材功率輸出等數據，對應該節訓練的心跳和功率得出百分比，然後根據公式計算心搏指數。現時計算心搏有五種方法，某些智能運動手錶會內置或經下載額外應用程式計算心搏。

3　當身體無法繼續用有氧代謝輸出，會以無氧代謝繼續維持運動的能量需求。這過程一般會產生乳酸，當血乳酸濃度以幾何級數上升，足以明顯影響血酸鹼值，代表身體代謝進入高強度訓練及疲勞狀態。這一般需要和最大氧氣攝取量（VO₂ Max）一起在實驗室用跑步機、單車或划艇機進行測試，參加者需要戴上面罩測試攝氧量，亦需要在整個測試抽血檢驗乳酸濃度。

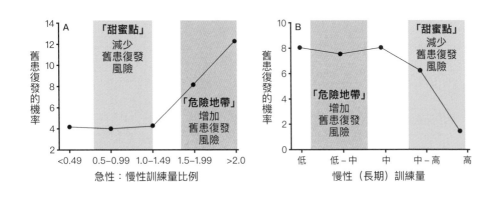

圖2：急性和慢性訓練量比例與舊患復發機率的關係

另外，急性和慢性訓練量也可以計算出訓練量比例：

急性訓練量 ÷ 慢性訓練量（acute:chronic workload ratio, ACWR）

每位運動員都會有一個「最佳訓練量上升幅度」。過低的話，運動員會失去對運動專項的熟習，可能因為技巧不足而受傷。過高的話，受過傷、對抗性較弱的關節及肌肉等會因為勞損而受傷。

一般而言，治療師和體能教練如果要平衡傷患復原和提升運動表現，一般都以上升比例每星期多10%左右為準。如果訓練量上升比例在該星期比之前多出超過50%，身體對抗性較弱的部分會容易勞損，也容易觸發舊患。一旦訓練量比例過了警戒線，受傷機率會以幾何級數上升。

第四章
注意事項，力的表現

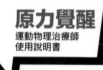

常見訓練謬誤

過度關注運動專項能力

① 大量精力投放於運動相關技能，例如棒球投手只練投球，忽略肩關節外旋訓練

意味：有足夠能力進行運動相關動作，但有可能令身體組織健康受損

過度集中患處組織承受能力

② 大量精力投放於患處組織的承受程度，例如訓練期間避免衝刺跑，只做後腿肌肉離心收縮強化運動

意味：患處組織恢復健康，但未能達致比賽所需的體能和技術

疫情期間運動習慣的改變

新冠肺炎以來，人類的運動習慣被迫有著突如其來的改變。

因為在家工作省去了通勤的時間，公園小徑突然間多了很多沒有跑步習慣的人跑步，然後前膝痛、足底筋膜炎和亞基里斯筋腱痛紛紛出現。

因為健身室關閉，平時做重訓的只能改往街頭健身。肌肉無法做到體重額外的負荷，大隻佬一邊吃著雞胸肉，一邊為消失的肌肉掉眼淚。

為了避免互相傳染，球員不能集中一處訓練，體能教練只能教球員徒手和用輕巧的器材做鍛鍊。訓練量無論如何都要達到目標心率，可是球員家

中活動空間不大，教練只能叫球員做跳躍動作，然後有球員表示在做開合跳（jumping jack）期間踩錯了步，扭傷了腳踝。

物理治療門診在疫情初期被剎停，長者們當然健身單車沒法踩，沙包沒法踢，中頻機不能做，但因為他們害怕染病，走動也少了，膝蓋沒有那樣痛，但這只是因為關節負荷減少。當他們三年後又要在黃大仙廟呆站幾個小時，在擠擁的人潮中伸手上頭炷香，膝蓋又會開始痛起來。

到辦公室逐步開放，緩跑徑上的人要上班了，跑步的里數少了，我們以為生活就回復正常。

健身房在疫情期間又開又關，有大隻佬索性在家裡放一組深蹲架配上椅子、槓鈴和鐵餅。但大隻佬和球隊教練難以捉摸政府的防疫措施，課表根本無辦法寫好，就算寫好了都無辦法知道能否執行。一不小心他們可能會受傷，又或者訓練強度沒有到可以提升表現的層次。

因為無法去看物理治療，阿公在家仍然在讀馬經，阿嬤在家仍然一邊織毛線，一邊看韓劇。家人擔心他們出外會惹到病毒，待在家頭幾個星期其實也挺舒服的。聖卡洛斯聯邦大學心肺物理治療實驗室研究員 Oliveira 回顧世界各地的長者的活動情況，當大部分活動場地開始以月甚至以年計關閉的時候，長者的活動範圍、活動量和強度都有明顯下降的趨勢。如果是平時已經要有人在旁照應甚至要扶助的阿公阿婆，這次疫情一坐，結果有可能是以後都站不起來。

為了逃避一個影響健康和性命安全的世紀疫情，人類作出的選擇，其實正在影響人類另一方面的健康和性命安全。新的病毒需要人類嚴陣以待，但背後連帶的傷害，或者會叫我們反思是否值得。

Take Home Message

- 很多復康運動給身體組織的負荷其實未必做到機械轉導所需的治療效果。

- 物理治療師需要懂得重訓原理，才能替病患量身訂造可以改變軟組織結構的復健課表。

- 運動員受傷後重返賽場，需要平衡受傷部位恢復的強度和對抗性，和運動專項所需要的訓練和比賽強度。這可以透過監測訓練和比賽的急性訓練量及慢性訓練量，再結合兩者的百分比來考慮。

參考資料：

Alfredson, H., Pietilä, T., Jonsson, P., & Lorentzon, R. (1998). Heavy-load eccentric calf muscle training for the treatment of chronic Achilles tendinosis. *The American Journal of Sports Medicine, 26*(3), 360–366. https://doi.org/10.1177/03635465980260030301

Arampatzis, A., Mersmann, F., & Bohm, S. (2020). Individualized muscle-tendon assessment and training. *Frontiers in Physiology, 11*, 723. https://doi.org/10.3389/fphys.2020.00723

Cooper, R., Hughes, M. (2018). *Melbourne ACL Rehabilitation Guide 2.0.*

Freitas, S. R., Mendes, B., Le Sant, G., Andrade, R. J., Nordez, A., & Milanovic, Z. (2018). Can chronic stretching change the muscle-tendon mechanical properties? A review. *Scandinavian Journal of Medicine & Science in Sports, 28*(3), 794–806. https://doi.org/10.1111/sms.12957

Gabbett, T.J., Kennelly, S., Sheehan, J. et al. (2016). If overuse injury is a 'training load error', should undertraining be viewed the same way? *British Journal of Sports Medicine, 50*, 1017–1018. https://doi.org/10.1136/bjsports-2016-096308

Gabbett T. J. (2016). The training-injury prevention paradox: should athletes be training smarter and harder?. *British Journal of Sports Medicine, 50*(5), 273–280. https://doi.org/10.1136/bjsports-2015-095788

Gabbett, T.J., (2020) Debunking the myths about training load, injury and performance: empirical evidence, hot topics and recommendations for practitioners. *British Journal of Sports Medicine, 54*, 58–66. https://doi.org/10.1136/bjsports-2018-099784

Kongsgaard, M., Qvortrup, K., Larsen, J., Aagaard, P., Doessing, S., Hansen, P., Kjaer, M., & Magnusson, S. P. (2010). Fibril morphology and tendon mechanical properties in patellar tendinopathy: effects of heavy slow resistance training. *The American Journal of Sports Medicine, 38*(4), 749–756. https://doi.org/10.1177/0363546509350915

Konrad, A., & Tilp, M. (2014). Effects of ballistic stretching training on the properties of human muscle and tendon structures. *Journal of Applied Physiology (Bethesda, Md.: 1985), 117*(1), 29–35. https://doi.org/10.1152/japplphysiol.00195.2014

Lee, C. W., & Cho, G. H. (2014). Effect of stationary cycle exercise on gait and balance of elderly women. *Journal of Physical Therapy Science, 26*(3), 431–433. https://doi.org/10.1589/jpts.26.431

Malliaras, P., Barton, C. J., Reeves, N. D., & Langberg, H. (2013). Achilles and patellar tendinopathy loading programmes : a systematic review comparing clinical outcomes and identifying potential mechanisms for effectiveness. *Sports Medicine (Auckland, N.Z.), 43*(4), 267–286. https://doi.org/10.1007/s40279-013-0019-z

Malliaras, P., Cook, J., Purdam, C., & Rio, E. (2015). Patellar tendinopathy: clinical diagnosis, load management, and advice for challenging case presentations. *The Journal of Orthopaedic and Sports Physical Therapy, 45*(11), 887–898. https://doi.org/10.2519/jospt.2015.5987

Morrison, S., & Cook, J. (2022). Putting "heavy" into heavy slow resistance. *Sports Medicine (Auckland, N.Z.), 52*(6), 1219–1222. https://doi.org/10.1007/s40279-022-01641-y

Oliveira, M. R., Sudati, I. P., Konzen, V. M., de Campos, A. C., Wibelinger, L. M., Correa, C., Miguel, F. M., Silva, R. N., & Borghi-Silva, A. (2022). Covid-19 and the impact on the physical activity level of elderly people: a systematic review. *Experimental Gerontology, 159*, 111675. https://doi.org/10.1016/j.exger.2021.111675

Schwellnus, M., Soligard, T., Alonso, J. et al. (2016) How much is too much? (Part 2) International Olympic Committee consensus statement on load in sport and risk of illness. *British Journal of Sports Medicine, 50*, 1043–1052. http://dx.doi.org/10.1136/bjsports-2016-096572

Scott, A., Backman, L. J., & Speed, C. (2015). Tendinopathy: update on pathophysiology. *The Journal of Orthopaedic and Sports Physical Therapy, 45*(11), 833–841. https://doi.org/10.2519/jospt.2015.5884

Silbernagel, K. G., Thomeé, R., Eriksson, B. I., & Karlsson, J. (2007). Continued sports activity, using a pain-monitoring model, during rehabilitation in patients with Achilles tendinopathy: a randomized controlled study. *The American Journal of Sports Medicine, 35*(6), 897–906. https://doi.org/10.1177/0363546506298279

Silbernagel, K. G., Hanlon, S., & Sprague, A. (2020). Current clinical concepts: conservative management of Achilles tendinopathy. *Journal of Athletic Training, 55*(5), 438–447. https://doi.org/10.4085/1062-6050-356-19

Soligard, T., Schwellnus, M., Alonso, J. et al. (2016) How much is too much? (Part 1) International Olympic Committee consensus statement on load in sport and risk of injury. *British Journal of Sports Medicine, 50*, 1030–1041. https://doi.org/10.1136/bjsports-2016-096581

你你你你引致我震盪——超聲波、衝擊波、全身震動治療及按摩槍

治療師檢查後,決定要做超聲波治療。

「啊,治療師,這是醫生用來照懷孕媽媽的那種超聲波嗎?」好一個美麗的誤會。

醫療上的超聲波,在病人的認識多數是用於診斷,例如懷孕媽媽的胚胎、各種內臟的照片。除了像X光、磁力共振和電腦掃描般的靜態影像外,超聲波亦能為醫護人員提供動態的掃描影像,例如心臟的血管跳動和腸的蠕動等。

超聲波的原理,我們還在唸中小學時都聽過。科學老師向我們講述關於海豚和蝙蝠在混沌不清的海裡和黑夜中,如何利用聲納辨別周邊環境和跟同伴溝通。

牠們有一個特定器官發出聲波,聲波穿透到不同的介質,例如在陸地上的空氣,海裡面的水。當聲波遇上不同的介質,其結構會將聲波以獨特的方式吸收(衰減)、折射及反彈。然後動物會有特定器官接收這些自己發出的聲納,再變成對自己有用的訊息。

潑出去，收不回的治療用超聲波

在 1950 年代，超聲波治療已經應用在軟組織的損傷及復原上。在公眾面前展現超聲波的應用治療可以追溯到 1974 年，當年美國職棒名將 Tommy John 進行手肘內側副韌帶修補手術後，流傳了他和主診醫生 Dr Frank Jobe 在傳媒面前交代術後復原進展的一張合照——當時他們坐在診療室，桌上就有一部超聲波治療儀。他們沒有交代這超聲波治療儀器的用途，但估計應該是用來處理手術的疤痕。

超聲波治療一般不會接收反彈回到轉換器的超聲波，醫者和病患於是有點一廂情願地以為這些能量會被軟組織吸收，做到熱療和機械轉導的效果。

如果超聲波是連續地以高劑量發出，治療部位的溫度會上升，對骨膜、筋腱、韌帶及筋膜都可以有修復作用，但這溫度上升不一定會被人體察覺。雖然和熱敷一樣，組織溫度會升至攝氏 40 度左右，但皮膚以下未必有足夠的溫度感應器官和神經末梢感應得到，所以很多時候病患在超聲波治療期間覺得「沒有感覺」，影響患者對治療的主觀印象，甚至會影響治療效果。

更多在臨床上對超聲波的討論是其對人體軟組織的非熱能治療效果。空蝕現象（cavitation）是指液體受到超聲波影響後產生的氣泡。氣泡持續受到超聲波影響而增大，然後爆破，在軟組織內形成小型的衝擊波。治療師要在治療期間不斷把探頭挪動，是因為不希望這空蝕現象在軟組織內形成太大的氣泡，除了壓迫軟組織會引起痛楚外，氣泡太大對組織所產生的撞擊力也是醫者不願意見到的「效果」。

另外，聲波串流（acoustic streaming）會令組織液體在氣泡旁和細胞壁形成對流，如上一章關於機械轉導所言，這會影響細胞壁的離子感應，影

響痛楚傳導、發炎過程、細胞分泌和蛋白質的增長。這種種會對細胞和組織有微型按摩效果，雖然近年已經沒有太多關於這方面的療效的論述。

理論上，水分及蛋白質含量愈高的軟組織，吸收超聲波的能力愈高。所以一般而言，醫護人員相信筋腱、韌帶、筋膜、關節囊及疤痕組織會較易吸收超聲波的能量，並能產生治療效果。

超聲波治療在實驗室白老鼠身上的療效已經長期有科學家持續研究，效果包括可以促進筋腱軟組織的骨膠原增生，以及梳理軟組織纖維的排位，從而改善軟組織的強韌度。在肌肉的層面，肌肉細胞的增生可以在超聲波治療的建議劑量下增加超過 96%，也減低因為拉傷發炎而分泌出來的 COX-2 水平。超聲波在韌帶上的治療，對增加韌帶的彈性和避震能力的效果比較好。

在筋腱和韌帶的接骨點中，超聲波更可以增強骨質增生，在膝前十字韌帶修補術後可以促進筋腱「韌帶化」的轉化過程，更有醫生建議應用在所有術後患者身上。

話說回來，上述羅列出來的研究結果，只是在實驗室的白老鼠上證實，在牠們死後的解剖得出答案。

很多時候病人是因為痛症而去尋求物理治療師的幫助，他們在痛苦的中央，自然不會想過自己的軟組織有多堅韌。令我有疑問的是，雖然治療師做超聲波時，傳導器和皮膚中間會有一層凝膠，避免超聲波直接導入空氣而差不多被全數反彈，但超聲波要導入目標組織，仍然要經過皮膚、筋膜和脂肪這些組織才到達，而當中佈滿全身的筋膜，正正是「高水分、高蛋白含量」的軟組織，我懷疑，超聲波到達目標組織前，中途其實有多少能量已經被筋膜吸收了？

所以，一直以來超聲波治療在人體身上的臨床研究得出的效果都未如理想。查看各考科藍回顧，超聲波治療或者可以減少膝關節炎帶來的痛楚，增強患者的日常功能。在腳踝扭傷方面，考科藍回顧的作者更直接指出因為一般腳踝扭傷的正常復原時間已經很短，再接受超聲波治療未知能否真正加速患處的復原。至於慢性腰背痛，因為患者大多數到最後都無法用醫學方法找出真正的「患處」，超聲波這種針對軟組織的治療就更令人感到有點無的放矢。

在我入行初期，其實也有不少醫生會轉介肌肉急性拉傷和椎間盤突出的的病人到物理治療診所做超聲波。在醫生主導物理治療師做甚麼的年代，治療師和病患沒有太多空間和醫生討論這些治療是否真的對他們的病情有用。

時至今日，治療師有較大自主權決定病人的治療方案，只有在時間肯定足夠充裕的時候，或者治療師沒有找著最佳的治療方案，超聲波才會成為整個傷患療程的其中一個方案。現在你問治療師，治療師的回應通常是情願做其他治療，認為拿著超聲波儀器在腰背上滾動是浪費時間。

但超聲波從未在物理治療診所裡消失。除了是治療方向迷失時的救星，現在也有治療師用超聲波來診斷壓力性骨折。治療師會在懷疑患處施以高強度的超聲波，因為這樣會引起骨骼的共振，如果本身有壓力性骨折，病人會因為超聲波在骨折夾縫裡共振而產生刺痛。雖然準確度還是比不上電腦掃描及磁力共振，但可以作為治療師決定是否轉介病人到專科醫生再付費做檢查之前的篩檢。

另一邊廂，有科研人員正在研究如何利用低強度脈衝超聲波（low intensity pulsed ultrasound, LIPUS）加快骨折的復原，或者促進骨枯的修復。我們細看會發覺研究人員所用的治療劑量，比一般物理治療診所用的超聲波儀器所用的劑量低得多（只是正常物理治療用超聲波強度的 3% 甚至更

第四章
注意事項，力的表現

低),治療時間最短也要 20 分鐘。我們只知道,如此低的劑量不能提高組織的溫度,如果有療效都是直接由超聲波轉導到骨骼細胞的結果。因為治療方式太新穎,暫時沒有很多研究去證明這是否有效,更遑論現在有多少物理治療診所肯購置這樣的器材了。

相反,有些機器就算多昂貴,都有物理治療診所東主願意投資,也深信有這些工具在手,可以增強診斷和治療的價值——第一個是診斷用的超聲波,另一個是衝擊波。

超聲波診斷引起醫護間的爭議

以前超聲波影像是放射專科醫師和技師的專利,現時在筋骨肌應用方面,不少骨科醫生、運動醫學專科醫生和物理治療師都會用超聲波做診斷用途。這些涉及執業範圍的爭議,每次都會引起原本負責該專業範疇的人士不滿,覺得後來的另一專業範疇「爭地盤」。最早開始利用超聲波做診斷的物理治療師,應該算是澳洲治療師兼格里菲斯大學物理治療系教授 Julie Hides,她利用超聲波觀察病人的深層核心肌肉——腹橫肌和盆底肌肉是否有啟動,想出以生物反饋的形式協助進行康復運動,通常這些運動是長期腰背痛或有尿失禁病患感受肌肉收縮的方法。

物理治療課程從來沒有將超聲波診斷和檢查納入基本訓練課程裡,Hides 之所以想到這個方法,原因是她那做婦產科醫生的爸爸。當年希望在診症間利用超聲波檢查胎兒狀況,她爸爸要和放射專科醫生打過一輪泥漿摔角,才能把超聲波診斷儀器放進診症間,不用寫轉介叫媽媽們再擇日到放射專科醫生那裡做超聲波檢查。到她提倡物理治療師應該要懂得用超聲波檢查腹橫肌和盆底肌肉運作,不少同業都同意這是一個可以擴闊的執業範圍,但也有放射專科醫生和放射技師表達不滿。只是在 1990 年代,沒有太多物理

治療師願意投資動輒要廿多萬港元的儀器，而且醫療保險無法支付由物理治療師用超聲波檢查的相關成本。

醫生或者認為，物理治療的訓練沒有包括做超聲波診斷；但檢查肌肉的啟動時機和力量，也並非醫生日常看診會留意的狀況呢。物理治療師接受筋骨肌、運動及女性健康專科訓練時會學習如何在影像上找肌肉。技術持續發展，現在的超聲波診斷儀器的體積愈來愈小，價錢也因為科技發展成熟而相對廉宜，不少運動醫學醫生和物理治療師都會帶同這儀器出外比賽，為受傷的球員篩檢。雖然比不上電腦掃描和磁力共振般準確，但它可以在短時間內決定運動員能否繼續訓練和比賽，抑或要送到當地醫院和診所作進一步檢查。

「多謝你，替我省了要好幾千元的磁力共振。」

有位肩膀痛症病人到物理治療診所求診，剛好治療師有儀器在手，他把超聲波傳感器放在病人的肩關節上，屏幕顯示鎖骨盡頭底有一條極亮的白線，突然消失後再顯影出來——通常筋腱撕裂發炎的水腫會在超聲波影像形成較亮的白影，若果白影中段變了黑，再繼續有白影出現的話，就代表肩膊旋袖岡上肌撕裂了。

有趣的是，治療師經病人同意把超聲波照片上傳到社交媒體，所有人都以為他的太太懷孕。因為婦產科利用超聲波檢查胚胎是一般人耳熟能詳的產檢環節，這令沒有醫學背景的人有錯覺，以為所有在網路上轉發的超聲波照片都是公佈懷孕消息的配圖。

那位同樣是物理治療師的太太，在熒光幕前一邊瘋狂大笑，一邊在數算以為是她的懷孕照才飆升的讚好數字。

但總有人覺得，放射到身體的超聲波不痛不癢，好像沒有真正為患處在做些甚麼。尤其是亞洲人更常見會有這種觀念，加上受跌打師傅的治療方針影響，以為要痛到叫出來的治療，才是有效的治療。所以衝擊波治療一崛起，便深受醫護和病人的追捧。

衝擊波處理筋骨肌痛症的潮流

衝擊波在台灣又叫體外震波，簡單來說，它的能量比超聲波的能量大很多，接近爆炸式傳到目標組織裡，達致治療的效果。這治療方法最早於1970 年代被科學家和醫護人員發現其能量可以打碎腎石，然後逐漸有其他學者研究衝擊波在骨骼及軟組織復原的療效。

一般而言，衝擊波被發現有以下與受傷組織修復的相關效果：

一、促進血液循環及血管增生，尤其是那些原本沒有血管供應營養的位置。因為這個原因，衝擊波會被認為是筋腱問題和骨枯的救星，現時甚至有泌尿科醫生應用在勃起功能障礙的男性患者身上。

二、刺激組織，重啟發炎程序。根據澳洲拉籌伯大學物理治療系榮休教授 Jill Cook 的理論，筋腱問題病發初期會有輕微發炎的狀況，情況持續的話筋腱組織會因為缺乏新陳代謝而壞死。壞死了的組織不能自我修復，衝擊波的介入會有助這些已經退化的細胞藉著新的創傷重啟發炎程序，讓自己有修復的空間。理論上，對於一些已經鈣化了的筋腱組織有著關鍵的治癒作用。

所以，醫護一般會建議病患在衝擊波治療後減少活動，提供時間和空間讓這些由衝擊波造成的「新傷」先行復原，然後慢慢增加訓練量再恢復到正常訓練和競賽水平。

另一方面，我也有聽過物理治療同事唱反調，說這治療不一定是因為衝擊波的力量，而是這療程後的「停機時間」逼著運動員要有休養生息的時間，畢竟這些活體組織就是有自我治癒能力。

施於骨骼和軟組織上的衝擊波可以分為聚焦式和擴散式兩種。一如其名，聚焦式的能量密度較高，劑量亦較大，能夠傳到皮下較深的位置（約12厘米）。擴散式衝擊波由探頭送出，到皮層後會擴散開到周邊的組織，能量密度較低，大約只能到皮下約四厘米深處。所以，當早期醫護人員認為衝擊

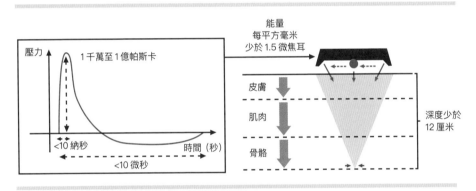

圖1：聚焦式衝擊波的能量密度和深入人體程度

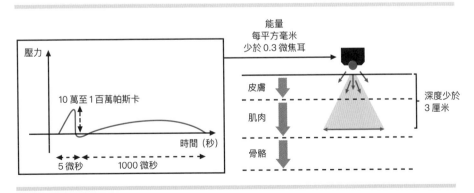

圖2：擴散式衝擊波的能量密度和深入人體程度

波可以處理足底筋膜炎、肩旋袖肌腱問題、網球肘等筋腱問題，一般都希望用較高能量密度的聚焦式衝擊波，為接骨點的筋腱和骨骼中間的轉折細胞帶來止痛及修復的機會。雖則病患是希望止痛，但治療過程對不少病患來說是煎熬，因為治療期間所產生的痛楚大都比平常感受到的還要厲害。

「我熬得過這幾次治療就會沒事了。」病患很多時嘗試其他療法失敗後才去嘗試衝擊波治療，所以多少苦痛都會頂住，不在醫師手下作出任何掙扎，咬著牙關忍著淚水完成療程。現時沒有關於一個衝擊波療程總共要多少節，每節要打多少下，每節之間相隔多少的標準協定，不少醫護是照著廠商附送的培訓課程建議的頻率和劑量為病人完成療程。

不同地區的醫療系統對哪些醫護人員可以使用衝擊波有不同的限制，在新加坡一般只有註冊醫生才可以打聚焦式衝擊波，物理治療師只可以打擴散式衝擊波。我在香港也為病人打過聚焦式衝擊波，還記得是在體育學院地底的一個密室裡放著那台機器，那時我懷疑是因為療程期間儀器會產生巨大聲響，還有運動員的慘叫聲，希望不要嚇到正常在診所做治療和復健的人們。

機器可以有多大聲？我拿著探頭做治療，感覺像極了一位在鑿地的修路工人。

這極痛的治療方法，真的可以產生到想要的治療效果嗎？

英國體育及運動醫學顧問 Mani–Babu 的回顧發現，在短期內及療程 12個月後，相比起居家康復運動及類固醇注射，衝擊波對髖關節臀肌腱炎的止痛和功能恢復效果較佳。膝臏筋腱方面，衝擊波的治療效果沒有特別比非類固醇消炎藥或現有的物理治療運動療程優勝，但長遠可能比在筋腱上動切除手術的效果優勝。至於腳跟亞基里斯腱的問題，衝擊波可能比離心力練習更

能即時止痛，尤其對於在筋腱中段的痛症更為明顯；但荷蘭軍方運動醫學中心研究員 Paantjens 則說衝擊波對亞基里斯腱的接骨點沒有甚麼療效。

上肢方面，格里菲斯大學物理治療系副教授 Bisset 在探討衝擊波對改善網球肘的效果時，單刀直入說衝擊波和安慰劑沒有分別，叫醫護不要浪費時間。針對肩膊旋袖肌腱問題，蒙納殊大學臨床流行病學研究員 Surace 在考科藍回顧指出，不論接骨點有無鈣化跡象，衝擊波的止痛功能及恢復效果和安慰劑沒兩樣，而且要注意治療期間及其後出現的疼痛、瘀青等副作用會否影響復健。

早前姜濤在一場籃球賽扭傷膝前十字韌帶，在術後被治療師發現亞基里斯腱也有問題。社交媒體上公佈了一張他正在接受衝擊波治療的照片，我沒辦法得知他的亞基里斯腱問題是否在剛做完膝關節手術的那一邊，如果是這樣的話他選擇打衝擊波是無可厚非，因為那一刻的膝關節的活動能力無法做到要治療亞基里斯腱的體重加離心力復健。但當治療師對以上組織有超過一種治療方案，患者應該和治療師權衡輕重，尋找最適合自己的個人化方案 。

所以，衝擊波看來不是靈丹妙藥，更非一槍傍身，全身必定通用。患者應該持續與治療師及醫生充分溝通，避免將衝擊波作為單一治療方案。

全身震動治療——貼地的太空科技

和很多跑者談跑步，他們都希望踩到地面的每一步都像在踩棉花糖一樣，將撞擊力減到最小。不論是在跑姿上如何改善，還是利用現在的跑鞋生產技術將腳跟或腳中掌落地的震動減到最低，科學家和醫護人員都希望可以藉此減少運動傷害，增強表現。例如馬耳他大學健康科學研究員 Grech 發現高足弓人士跑步時，腳跟著地的震盪明顯比正常足弓和扁平足跑手高，建議尋找辦法改善落地的避震。

　　倫敦大學學院醫學科學系名譽副教授 Cardinale 的回顧告訴大家，在全身震動成為治療之前，科學家一直在研究這種震動如何損害體能表現。職業安全方面，香港理工大學土木及環境工程學系副教授黎紹佳等人發現建築工人的身體長期承受來自機器的強烈高頻（超過 90 赫茲）震盪的話，他們的血管、神經線及筋骨肌都有可能受到永久性損害。身體各種軟組織有自己的機制去調節震動對組織的影響，當震動超過 60 赫茲，身體的防衛機制就會啟動，短期內會增強肌肉的收縮力。可是，當這種刺激維持太長（黎紹佳等人的文章沒有指明何謂「太長」），肌肉的收縮力會展現疲勞狀態，肌力會變弱，爆發力受礙，由腦袋到肌肉的神經傳導功能也會減弱。

　　原本全身震動儀器面世時，醫護人員或許會想：不是說太強、頻率太高的震動力對身體不好的嗎？

　　我們要知道何謂在人體上「太強」、「頻率太高」的震動。

　　首先，古希臘的醫師利用震動去加速傷口癒合，其實和現代物理治療師用超聲波處理手術後疤痕的理論有點相似。

　　到 1800 年代，瑞典骨科醫生 Jonas Gustav Zander 發明現代健身室時將全身震動儀器和其他健身器械並列一起。這設計在 1895 年經醫學博士 John Kellogg（後來改行賣早餐粟米片）改良後發揚光大。

　　將全身震動治療提升至太空科技，要感謝前蘇聯的科學家。因為太空人一直待在太空的無重狀態下，肌肉及骨質容易流失，所以在太空站設置全身震動儀器將太空人的衰退速度減慢，亦造就前蘇聯太空人 Valery Polyakov 在太空站逗留了 437 天，破了當時的紀錄。在冷戰時期，太空科技在各大國都是一種軍備競賽項目，全身震動儀器自此在同時參與太空競賽的美國、法國及中國都變成了必備儀器。

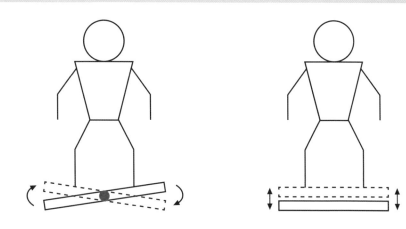

圖 3：全身震動儀器的震動方向有分左右搖擺和垂直震動兩種

　　由此我們可以見到，全身震動儀器可以在人類不能正常運動的情況下做到某程度的運動效果。前蘇聯的科學家更將全身震動應用於提升運動員的運動表現，但提升的程度應該比不上他們服用興奮劑般厲害，所以沒有被傳媒廣泛報道。

　　那麼，這儀器對我們這些雙腳貼在陸地上的人有無作用？

　　物理治療師 Albansini 的教科書中的文獻回顧指出，全身震動對於骨質疏鬆、肌少症、腦中風、柏金遜症、糖尿病、腰背痛和預防運動傷害都有治療作用。針對全身震動對長者身體的影響，加拿大藥物及衛生技術局臨床研究員 Lachance 和香港理工大學康復治療科學系助理教授林文軒分別撰寫的回顧中，發現經震動過後，或許對長者防跌倒、增加步行速度、增強平衡力、增強上下肢肌力、增加骨質密度等都有正面影響。康復科醫生 Wang 針對膝關節的回顧，也指出 8 至 12 星期的刺激會令患者的步行速度或功能有提升，但對痛楚和繃緊程度沒有太大作用。

全身震動雖則一直被視為俄羅斯運動員的秘密武器，但在運動員身上的實際效果反而沒有那麼明顯，甚至有不同科學家研究發現的效果和反效果有自相矛盾的情況出現，這有可能和參與研究人士在測試前本身的體能有關係。精英運動員的體能大多比沒有受過訓練的優勝，當然更完勝在護老院和長者中心的婆婆，任何對婆婆筋骨產生刺激的外力，都可以引發她們體內的小宇宙。運動員的身體早已被各種訓練和恢復器材打造成最佳狀態，他們的身體長期承受不同的刺激，再加上震動台可能只是錦上添花，治療或者增強運動表現的效果已經因為「天花板」效應而沒法再進一步。但那些身體機能已經衰退得所餘無幾，要坐著輪椅出入，日常生活要人照顧的長者，健身房已經沒有太多適合他們的運動，全身震動台對他們來說可能是最安全，用最少的自體力量就可以得到想要的效果。

全身震動儀不是種方便攜帶的器材，剛問世時的價錢也不便宜，就算運動員在平時訓練可以利用震動台做暖身動作，但因為未必對每位運動員都有所裨益，領隊會考慮是否值得付額外的費用在海外比賽時寄艙運過去，因此震動台往往會變成出外比賽時可有可無的工具。而在長者的環境裡，中心經理有無預算購買大型器材要視乎捐款數字，或者大學有無足夠的研究經費買一台震動台。現在的家用震動台可以便宜至大約一萬多港元一台，但震動台和價錢差不多的按摩椅比較起來，很多長者都情願購買按摩椅——震動台是沒辦法光躺在上面就有效果的東西，還要他們在上面做運動，人總是會有點好逸惡勞的劣根性。

此外，震動台也不是完全安全的治療儀器，例如眼科醫生 Vela 報告過有長者經全身震動台治療後眼球角膜脫落的個案。雖然這沒有寫在禁忌症清單裡，但治療師或體能教練決定使用震動台前都要先清楚知道運動員和長者的傷病史。

突然間唾手可得的按摩槍

那麼，不做全身，但可以局部震動、方便攜帶、現在差不多每位運動員都有一支在行李箱裡面的按摩槍呢？

因為震動的頻率和深度都只是淺層刺激，按摩槍不可能像全身震動儀般可以刺激骨質細胞，廠商也不建議把震動頭直接抵著骨頭和主要動脈，以免引起壓力性骨折和血管栓塞。每人對按摩槍的反應不一，有人很喜歡震動帶來紓緩肌肉痠痛的效果，也有人像我一樣，覺得這種震動在身上只是搔癢又不自在，畢竟每人的神經線對震動可以有不同的解讀。

不良反應方面，神經外科醫生陳劍分享，有上過健身單車課的女學員跟從教練指示利用按摩槍恢復過勞的肌肉，但事後要到急診室治療橫紋肌溶解症，而陳醫師認為按摩槍是罪魁禍首。

在健身單車課裡，導師用自己的節拍叫學員不顧一切地狂踩踏板，因為不像公路單車或山地車般有障礙物需要調低踩踏強度，加上燈光、強勁節拍的音樂和班上學員的同儕壓力，學員通常都忘我地做出比平時高出許多的運動強度。

「我是覺得那天跟不上導師要求的目標強度，然後我覺得自己的腿有點痠，但和平時的痠痛沒兩樣，所以我只是跟平時一樣將全條大腿貼滿薄荷止痛貼。但第二天早上，我見到自己撒在馬桶裡的尿是 Kopi O Kosong（馬來語和福建語的混合詞，即黑咖啡不加糖）的時候，我就知道自己出事了。」另一名新加坡的女患者在新加坡小報 *The New Paper* 寫道。根據新加坡中央醫院的數字，疫情期間有關健身單車班學員患上橫紋肌溶解症而需要到各大政府醫院求診的數字正在以倍數增長。

女學員向醫生求診，拿了點止痛藥，但醫生同時給她驗血——驗肌酸激酶（creatine kinase, CK）。肌酸激酶是量度人體肝、腎功能的指標之一，正常讀數不會超過200，診所收到她的驗血結果，姑娘的聲音在電話中抖震：「你快點去急症室，你的指數是7,000。」

疫情期間，在急症室等醫生也是種煎熬。她好不容易等到醫生再抽血，而最新的CK指數已飆升至45,000。原來一般門診化驗室最高可以驗出的CK讀數只到7,800，幸好她知道這件事前已經在醫院瘋狂地打點滴了。

「我已經忘了住院那三天我喝了多少電解質，直至CK回落到剛低於7,000時，醫生才批准我回家休息。我已經出院一個禮拜了，但雙腿還是覺得軟弱無力——我不知道應否繼續運動下去。」

前述廣州的個案裡，陳醫師一口咬定問題出於按摩槍，因為他不認為學員騎車的強度可以令肌肉溶解，甚至影響腎功能。新加坡的求診紀錄沒有反映患者在發現症狀後有無嘗試用按摩槍紓緩看起來像肌肉痠痛的問題，以及有用按摩槍的CK指數又有無額外顯著升高。

雖然有溶肌疑雲，按摩槍仍然是很多運動愛好者隨身必備的小家電。按摩槍的銷量因為其便利性節節上升，教人差點忘了應該先看看這工具實際有沒有用。和有海量研究項目的全身震動儀相比，我只能在資料庫找到一篇由格拉茨大學體育與健康系助理教授Konrad探討小腿柔韌度在用按摩槍打過以後的效果，研究結果發現原來按摩槍和按摩泡沫滾筒的效果差不多——軟組織可以被拉長，肌力卻沒有因此減少，作者亦很樂意將按摩槍納入比伸展更有效的暖身運動。但若果你要選暖身小工具，你會選泡沫軸還是按摩槍？這是很主觀的喜好，有時是價錢和佔多少行李位置的問題。

還未被停賽的孫楊在 2018 亞運比賽時，也想找支按摩槍來用，只是他不喜歡自己買一支，而是借新加坡隊的。

Take Home Message

- 超聲波、衝擊波和全身震動治療透過不同的震動強度和頻率做到對細胞的機械轉導，從而抑制發炎過程，促進細胞和組織修復。

- 雖然三種治療的修復效果可以在實驗室大量複製，但未必反映到實際臨床效果，尤其在止痛和恢復功能方面，治療效果或未如理想。

- 按摩槍或泡沫軸可以短暫伸展筋肌而不會將肌力減弱，或許可以有效協助進行熱身運動，但亦要注意禁忌症和使用風險。

參考資料：

Albansini, A., Krause, M., Rembitzki, I.V. (2010). *Using Whole Body Vibration in Physical Therapy and Sports: Clinical Practice and Treatment Exercises*. Elseiver.

Best, T. M., Wilk, K. E., Moorman, C. T., & Draper, D. O. (2016). Low intensity ultrasound for promoting soft tissue healing: a systematic review of the literature and medical technology. *Internal Medicine Review (Washington, D.C.: Online), 2*(11), 271. https://doi.org/10.18103/imr.v2i11.271

Bisset, L. M., & Vicenzino, B. (2015). Physiotherapy management of lateral epicondylalgia. *Journal of Physiotherapy, 61*(4), 174–181. https://doi.org/10.1016/j.jphys.2015.07.015

Bureau, N. J., & Ziegler, D. (2016). Economics of musculoskeletal ultrasound. *Current Radiology Reports, 4*, 44. https://doi.org/10.1007/s40134-016-0169-5

Cardinale, M., & Wakeling, J. (2005). Whole body vibration exercise: are vibrations good for you?. *British Journal of Sports Medicine, 39*(9), 585–589. https://doi.org/10.1136/bjsm.2005.016857

Chen, J., Zhang, F., Chen, H., & Pan, H. (2021). Rhabdomyolysis after the use of percussion massage gun: a case report. *Physical Therapy, 101*(1), 199. https://doi.org/10.1093/ptj/pzaa199

Ebadi, S., Henschke, N., Forogh, B., Nakhostin Ansari, N., van Tulder, M. W., Babaei-Ghazani, A., & Fallah, E. (2020). Therapeutic ultrasound for chronic low back pain. *The Cochrane Database of Systematic Reviews, 7*(7), CD009169. https://doi.org/10.1002/14651858.CD009169.pub3

Ellis, R., Helsby, J., Naus, J., Bassett, S., Fernández–de–Las–Peñas, C., Carnero, S. F., Hides, J., O'Sullivan, C., Teyhen, D., Stokes, M., & Whittaker, J. L. (2020). Exploring the use of ultrasound imaging by physiotherapists: an international survey. *Musculoskeletal Science & Practice, 49*, 102213. https://doi.org/10.1016/j.msksp.2020.102213

Grech, C., Formosa, C., & Gatt, A. (2016). Shock attenuation properties at heel strike: implications for the clinical management of the cavus foot. *Journal of Orthopaedics, 13*(3), 148–151. https://doi.org/10.1016/j.jor.2016.03.011

Haavardsholm, E. A., Aga, A. B., Olsen, I. C., Lillegraven, S., Hammer, H. B., Uhlig, T., Fremstad, H., Madland, T. M., Lexberg, Å. S., Haukeland, H., Rødevand, E., Høili, C., Stray, H., Noraas, A., Hansen, I. J., Bakland, G., Nordberg, L. B., van der Heijde, D., & Kvien, T. K. (2016). Ultrasound in management of rheumatoid arthritis: ARCTIC randomised controlled strategy trial. *BMJ (Clinical Research Edition), 354*, i4205. https://doi.org/10.1136/bmj.i4205

Hides, J. A., Miokovic, T., Belavý, D. L., Stanton, W. R., & Richardson, C. A. (2007). Ultrasound imaging assessment of abdominal muscle function during drawing–in of the abdominal wall: an intrarater reliability study. *Journal of Orthopaedic and Sports Physical Therapy, 37*(8), 480–486. https://doi.org/10.2519/jospt.2007.2416

Hides, J. (2021). Backs in space. A podcast from the Australian Physiotherapy Association accessed online at https://australian.physio/home/podcast/julie–hides%E2%80%94backs–space on October 18, 2021.

Hodges, P. (2005). Ultrasound imaging: just a fad? *Journal of Orthopaedic and Sports Physical Therapy, 35*, 333–337.

Jedrzejczak, A., Chipchase, L.S., (2008). The availability and usage frequency of real time ultrasound by physiotherapists in South Australia: an observational study. *Physiotherapy Research International, 13*(4), 231–240.

Konrad, A., Glashüttner, C., Reiner, M. M., Bernsteiner, D., & Tilp, M. (2020). The acute effects of a percussive massage treatment with a Hypervolt device on plantar flexor muscles' range of motion and performance. *Journal of Sports Science & Medicine, 19*(4), 690–694.

Lachance, C., Weir, P., Kenno, K. et al. (2012) Is whole–body vibration beneficial for seniors? *Eur Rev Aging Phys Act, 9*, 51–62. https://doi.org/10.1007/s11556–011–0094–9

Lai, SK., Chui, J., Tong, L. et al. A human–based study of hand–arm vibration exposure limits for construction workers. *J Vib Eng Technol, 7*, 379–388 (2019). https://doi.org/10.1007/s42417–019–00123–2

Lam, F. M., Lau, R. W., Chung, R. C., & Pang, M. Y. (2012). The effect of whole body vibration on balance, mobility and falls in older adults: a systematic review and meta–analysis. *Maturitas, 72*(3), 206–213. https://doi.org/10.1016/j.maturitas.2012.04.009

Mani–Babu S, Morrissey D, Waugh C, Screen H, Barton C. (2015). The effectiveness of extracorporeal shock wave therapy in lower limb tendinopathy: a systematic review. *The American Journal of Sports Medicine, 43*(3), 752–761. https://doi.org/10.1177/0363546514531911

Miller, D. L., Smith, N. B., Bailey, M. R., Czarnota, G. J., Hynynen, K., Makin, I. R., & Bioeffects Committee of the American Institute of Ultrasound in Medicine. (2012). Overview of therapeutic ultrasound applications and safety considerations. *Journal of Ultrasound in Medicine: Official Journal of the American Institute of Ultrasound in Medicine, 31*(4), 623–634. https://doi.org/10.7863/jum.2012.31.4.623

Nicholson, J. A., Tsang, S. T. J., MacGillivray, T. J., Perks, F., & Simpson, A. H. R. W. (2019). What is the role of ultrasound in fracture management? Diagnosis and therapeutic potential for fractures, delayed unions, and fracture–related infection. *Bone & Joint Research, 8*(7), 304—312. https://doi.org/10.1302/2046-3758.87.BJR-2018-0215.R2

Page, M. J., O'Connor, D., Pitt, V., & Massy-Westropp, N. (2013). Therapeutic ultrasound for carpal tunnel syndrome. *The Cochrane Database of Systematic Reviews, 2013*(3), CD009601. https://doi.org/10.1002/14651858.CD009601.pub2

Paantjens, M. A., Helmhout, P. H., Backx, F. J. G., van Etten-Jamaludin, F. S., & Bakker, E. W. P. (2022). Extracorporeal shockwave therapy for mid–portion and insertional Achilles tendinopathy: a systematic review of randomized controlled trials. *Sports Medicine—Open, 8*(1), 68. https://doi.org/10.1186/s40798-022-00456-5

Rola, P., Włodarczak, A., Barycki, M., & Doroszko, A. (2022). Use of the shock wave therapy in basic research and clinical applications—from bench to bedsite. *Biomedicines, 10*(3), 568. https://doi.org/10.3390/biomedicines10030568

Rutjes, A. W., Nüesch, E., Sterchi, R., & Jüni, P. (2010). Therapeutic ultrasound for osteoarthritis of the knee or hip. *The Cochrane Database of Systematic Reviews, 2010*(1), CD003132. https://doi.org/10.1002/14651858.CD003132.pub2

Surace, S. J., Deitch, J., Johnston, R. V., & Buchbinder, R. (2020). Shock wave therapy for rotator cuff disease with or without calcification. *The Cochrane Database of Systematic Reviews, 2020*(3), CD008962. https://doi.org/10.1002/14651858.CD008962.pub2

Tsai, W.C., Tang, S.F.T., Liang, F.C. (2011). Effect of therapeutic ultrasound on tendons. *American Journal of Physical Medicine & Rehabilitation, 90*(12), 1068–1073 https://doi.org/10.1097/PHM.0b013e31821a70be

Vallance, P., Crowley, L., Vicenzino, B., Malliaras, P. (2021). Contralateral mechanical analgesia and altered pain modulation in men who have unilateral insertional Achilles tendinopathy: a cross-sectioanl study. *Musculoskeletal Science and Practice, 52*, 102353. https://doi.org/10.1016/j.msksp.2021.102353

van den Bekerom, M. P., van der Windt, D. A., Ter Riet, G., van der Heijden, G. J., & Bouter, L. M. (2011). Therapeutic ultrasound for acute ankle sprains. *The Cochrane Database of Systematic Reviews, 2011*(6), CD001250. https://doi.org/10.1002/14651858.CD001250.pub2

Vela, J. I., Andreu, D., Díaz-Cascajosa, J., & Buil, J. A. (2010). Intraocular lens dislocation after whole-body vibration. *Journal of Cataract and Refractive Surgery, 36*(10), 1790—1791. https://doi.org/10.1016/j.jcrs.2010.07.001

Wang, P., Yang, X., & Yang, Y. et al. (2015).Effects of whole body vibration on pain, stiffness and physical functions in patients with knee osteoarthritis: a systematic review and meta-analysis. *Clinical Rehabilitation, 29*(10), 939—951. https://doi.org/10.1177/0269215514564895

Zhang, Z., & Lake, M. (2022). A re-examination of the measurement of foot strike mechanics during running: the immediate effect of footwear midsole thickness. *Frontiers in Sports and Active Living, 4*, 824183. https://doi.org/10.3389/fspor.2022.824183

第四章
注意事項，力的表現

電力四射——
各種電刺激、針刺治療

不由自主的肌肉顫動

不論是有留意國際足球的朋友，還是對足球一無所知的人來說，基斯坦奴·朗拿度（C 朗）都是屬於這個年代的名將。

曾經有隊友在傳媒面前透露，如果 C 朗請你到他家中作客，你一定要拒絕。因為他宴客的飯桌上，只有沙律和雞胸肉。想喝甚麼飲料嗎？只有白開水。隊友的午飯還未吃完，C 朗已經叫他去後園踢球，簡直就是一台練球和踢足球賽的機器，人生除了足球以外並無其他。他是靠著這樣的訓練和比賽態度成為炙手可熱的足球名將，但你認為他享受這樣的訓練模式，以及這種要將狀態保持在巔峰的生活方式和飲食習慣嗎？看來未必。

2016 年，C 朗所屬的葡萄牙國家隊拿到歐洲國家盃冠軍，但準決賽時，他和對手碰撞後扭斷了膝前十字韌帶。不久後，除了球迷期待的強勢復出外，他也正式代言了一件復健器材，廣告牌、電視、網上……鋪天蓋地都是 C 朗在他那塊洗衣板腹肌上貼上了電極片，肌肉隨著電力的節奏跳動，但他的面容似乎並不享受這種電流刺激，看上去更像是他作為一代球王必須經歷的苦難。

廠商不惜一切用天價邀請他作代言人，只能說很明白一般運動愛好者的心態——精英會用來提升自己狀態的產品，那麼用在自己沒有那麼有天分的身體上，應該也可以提升自己的運動表現。我們也有一絲盼望，只要電極片黏在肚腩上，按了開關，脂肪會自動消失，六個蜜糖餐包便可以慢慢從皮下甦醒過來。

肌肉自主收縮和電刺激收縮的分別

我第一次將自己的肌肉交給電流，是在大學開放日。我糊里糊塗地走進實驗室，被負責示範的學生將電極片貼在我的手臂上。沒有自由意志，肌肉隨著電流有節拍地抽搐。

這種收縮在手臂上，其實像抽筋多於很自由的那種肌肉收縮。當你將能量開得愈大，肌肉就愈不屬於自己，直到痛苦的臨界點。如果你有抽筋經驗，都知道這不會令你突然間強壯得如輪椅劍后余翠怡所言的「臂力大得可以將犀牛捏死」，因為在你捏死犀牛之前，抽筋的痛楚已經逼你撕掉電極片了。

自主收縮的意志從大腦開始，將肌肉要收縮的訊息傳到目標的肌肉。訊號通過脊椎和周邊神經指示肌肉進行收縮，由連接點的神經元以極速將訊息傳到整塊肌肉。而外來的電刺激主要是透過機器產生電流，經皮層直接到達肌肉或者控制肌肉的表面神經線。

不同的肌肉細胞需要做收縮的電流都不盡相同，但自主收縮的原則是慢縮肌（俗稱紅肌，學名 I 型肌肉纖維）會先被神經線傳送的電流啟動，到電流繼續增加，才到快縮肌（俗稱白肌，學名 II 型肌肉纖維）進行收縮。因為穩定關節的肌肉的慢縮肌較多，在這機制下關節被肌肉張力穩定後可以發出

最大的力量。昆士蘭大學健康及康復教授 Hodges、東英吉利亞大學物理治療講師 Chester 和坦帕灣光芒球隊運動表現科學總監 Myers 分別發現，長期腰背痛、前膝痛和肩膊慣性脫臼的病人，他們的慢縮肌都有延誤起動的問題，物理治療師的處理方法，大多是處理這些肌肉的起動時機。

透過機器刺激肌肉收縮，先是電流通過電極刺激最靠近的肌肉，然後繼續擴散開去刺激相鄰肌肉，直至關節有動作及產生力量。桑福德大學物理治療教授 Bickel 在他的回顧換了句話說，肌肉組織收縮在電刺激下倒轉了自主收縮的時序。這種刺激會同時啟動慢縮肌及快縮肌。理論上這可以令肌肉纖維收縮發出最大的力量，但事實是，因為愈要更多肌肉纖維起動，電刺激的能量要再有提升才可以將電流傳到電極接觸點以外的肌肉群組，但這也表示電流要經過皮膚的電阻會增加，會容易令病人不適。同樣的原因，除非病人很能忍痛（意外地，很多病人在診症間會這樣跟治療師吹噓，但仍然會繼續求診），否則電刺激產生肌肉收縮的力量（轉矩，torque）沒可能是自主收縮的100%。

因此，在臨床應用上，治療師通常只會在以下情況用上電刺激作肌肉強化之用：

一、傷患太嚴重，不適宜做大關節運動。例如膝關節或肩關節手術後，新接駁好的組織未容許正常活動，以避免新組織被過分拉扯而失去保護功能，肌肉因而不能長時間活動。為避免肌肉因此而萎縮，電刺激可以在不會引起大關節運動的情況下維持肌肉活動。

二、肌肉因為神經線損傷而無法自主收縮。比較常見的是腦中風病人因為大腦損傷，負責關節穩定性的肩旋袖肌無法自主收縮。治療師利用電刺激肩旋袖肌，是為了令肌肉還有張力吊住上臂肱骨，預防脫臼。

三、治療師希望患者啟動指定肌肉群組，但患者對肌肉位置和收縮時的狀態缺乏意識。列日大學運動科學教授 Vanderthommen 在其文獻回顧分享了電刺激強化肌肉未必是因為要刺激肌肉本身，而是讓脊椎和腦神經適應，間接影響動作及肌肉起動模式，改善功能。

另外，佐治亞南方大學康復科學教授 Lake 在上世紀 90 年代的評論文章曾經指出電刺激連同平常的肌肉強化運動可以將肌力增強的速度加快，後來甚有治療師配合例如血流限制等方案協助康復，聲稱可以提升運動表現，不過現時未有足夠文獻支持這些說法。電刺激只能局部刺激大肌肉，不能令到整塊大肌肉做收縮，電流不平均的分佈也容易造成肌肉疲勞。

更重要的是，運動員不能戴著電刺激機器上場，仍然需要自身的體能去應付比賽的需求。

C 朗的廣告合約完結後，也沒有記者拍到他繼續用儀器電他那排像蜜糖餐包的腹肌。依迪夫高雲大學運動生物力學教授 Blazevich 的回顧也懷疑長期使用電刺激，不論有無配合其他治療方案，是否真正可以增強肌力及提升運動表現。

C 朗現在社交媒體上發的代言照片，是另一個向他砸一大筆廣告費的按摩槍品牌。

有時，運動場上的成功人士靠的不是甚麼尖端科技，而是對你來說可能是地獄般的生活模式。

聲東擊西的電刺激止痛治療

有一年的世界劍擊錦標賽，在回飯店的巴士上面，坐著世界女子花劍冠軍南賢喜。她之所以成為名將，是因為她以僅僅154厘米的身高，在2008年北京奧運與意大利名將 Valentina Vezzali 在決賽鬥得你死我活，到最後四秒不幸落敗，只得一面銀牌，但她在劍道上無影無蹤的步法，仍然在劍手間津津樂道。嬌小玲瓏的她，腿也自然不長，她順勢將自己的腿晾直在前面那車門後的圍板上；這樣的坐姿還未算浮誇，她的兩條腿上，貼滿了電極片，肌肉隨著刺激在抖動。

那天她剛完成比賽，這種電刺激當然不是為了訓練，而是在一輪激戰過後進行恢復和止痛。無敵的金剛腿，在帷幕後才會懂得痛。

先前的文章曾經提及，痛感由皮膚表面、肌肉、筋腱、關節的神經末梢收到訊息，經周邊神經、脊椎神經傳到大腦，大腦還會對這些訊息分析、放大、縮小，最後才變成你經歷的「痛楚」。

止痛用的電流一般都是在神經末梢及周邊神經的層面，利用電流截斷痛楚的來源。科學家和醫護人員通常用閘門控制理論（gate control theory of pain）和內生性類鴉片系統（endogenous opioid system）來解釋電療對止痛的作用。

閘門控制理論

受傷後，如果閘門「開啟」，痛感經脊椎傳到大腦，訊息會通過小直徑的 Aδ 及 C 纖維刺激傳送細胞。若我們透過刺激大直徑的 Aβ 纖維，將閘門「關上」，就可以將原本刺激 Aδ 及 C 纖維想傳送的痛感訊息截斷，大腦自然就沒有痛感需要分析。

要刺激 Aβ 纖維，與皮膚被蚊叮蟲咬的時候我們會用手搓揉皮膚，腰痠背痛找治療師做手法和按摩，或者敷冰來抑制痛感是同一原理。電刺激可以透過調整電波的形狀、頻率和波長做到對大直徑神經線最有效的刺激。

內生性類鴉片系統

在大腦的層面，大腦的感覺皮層（sensory cortex）、主宰情感控制的杏仁核（amygdala）和調控各種感官資訊的視丘（thalamus）會因受到電刺激，將相關訊息傳送，並刺激導水管周邊灰質（periaqueductal gray, PAG）促進其以下的網狀結構（reticular formation）產生血清素（serotonin）。血清素到了脊椎可以刺激相關神經元分泌腦啡肽（enkephalin）。腦啡肽聯同腦內啡（endorphin）、強啡肽（dynorphin）都可以透過接通體內不同的類鴉片受體，阻止痛感繼續經脊椎神經傳到中央神經系統，從而達到止痛效果。

傳統上，電刺激用來止痛通常只限於急性痛症，但近年愈來愈多醫護人員選擇以此方式處理慢性痛症。但由於我們更明白「痛」這回事可以超越神經，內分泌系統、記憶、情緒和經歷都會影響痛楚程度，所以綜觀電刺激對筋骨肌痛症的研究和文獻回顧，發現醫護人員不能夠單憑這方法重複達到治療效果。由我唸書時開始，導師就會強調我們不可以只用電刺激作為治療筋骨肌病人的唯一治療方案。

最簡單的止痛用電刺激器材是低頻率的「經皮神經電刺激」（trancutaneous electrical nerve stimulation, TENS），顧名思義，主要是用來刺激皮下淺層的肌肉或神經，而且市面上還有不少家用的版本，消費者無須醫生或治療師推薦就可以直接在零售點購買。現時廠商因應傳統 TENS 電流或會令患者適應並減低止痛效果，更有「爆發模式」（burst mode）同

時激發閘門理論及內生性類鴉片系統的止痛效果，或者交替模式減少患者過度適應而需要加強電流。因為爆發模式會令皮膚組織產生更大的電阻而感到不適，所以後來廠商研發了中頻干擾波電流，利用兩組有差別的中頻率電流先突破電阻到達皮下較深位置，但相互干擾的電流剩餘的低頻率將止痛效果更深入表皮以下位置。

但當電流可以產生如嗎啡口服藥和針藥般的鎮痛效果，我們要預防成癮問題嗎？谷歌大神的搜尋結果裡，只見賣儀器的廠商說，患者不需要害怕成癮，電刺激安全可靠。

在我的職業生涯裡，建議病患要長期使用電刺激止痛的個案屈指可數。更多的是未開始看診之前，病患已經有一台儀器在家，加上儀器漸漸普及，價錢也愈來愈便宜，他們不介意買一部在家傍身。

身為治療師，我沒法得知有多少人因為這台儀器而不再需要做物理治療，因為我沒有空特意追問沒有回診的病患是否認為一部電刺激儀器是問題的解藥。

而買了電刺激儀器但仍然會回來覆診的，都是第二章所說的「黃旗症」的佼佼者。

「打爆機」

阿東年前發生交通意外，因為事故責任在對方，他得到一大筆保險賠償。不要以為得到保險賠償，他的人生就快樂一點，因為車禍他經常睡不好，全身的關節輪流有痛症。但非所有痛症都是直接和車禍有關，畢竟他的膝蓋照片顯示軟骨的退化應該在他早年踢足球時就發生。車禍就像潘朵拉的盒子，將他身體可以發展成慢性痛症的位置全部都翻出來。

意外後阿東性情大變，太太也受不住而和他離婚，帶著孩子遠走高飛。因為長期受痛症困擾，加上大量專科覆診，他只可以靠打零工過活。

　　「我想試試你們診所的中頻機。」病患知道他們不可以自己買一部中頻干擾波電療機回家，總有個想法，以為診所的中頻機會比家用的低頻電療儀厲害。治療師知道他家中有部用充電池的低頻電療儀，但不介意讓他試一試診所裡的。

　　治療師打開儀器。通常強度開到 30 至 50 已經令不少慢性痛症患者有紓緩的反應，甚至對於已經有敏化狀況的患者，只是開 10 至 20 已經教他們死去活來，治療師不得已要找些不會令患者如此難受的治療方案。

　　「98、99、100⋯⋯」治療師第一次知道這部儀器開出的強度可以超過兩位數，「115、116⋯⋯」其實和嗎啡上癮沒兩樣，當「正常」的電刺激強度不能達致止痛效果，病患就需要更大的劑量去遏止痛楚。

　　「你平時在家裡電療儀開到多大？」

　　「通常一扭就開到最大，有時我還希望儀器發出的電流可以再大一點。」

　　「那你通常開多久？」

　　「開到睡覺，直至儀器沒電為止。通常當電療儀沒電，我自然會痛醒，那就一定要替儀器再充電，直到太累再睡覺。」家用電療儀的電池維持時間由數小時到數十小時不等，但廠商不會預料到有用家會用上最大的功率轟炸自己數小時。

　　「你還可以嗎？」阿東其實知道自己若要重返正常生活，康復運動是不可或缺的一環。但阿東每次在治療前一晚都睡不好，要靠一整晚電療才睡得

著，第二天治療師都無法推高他的康復運動強度，他會一直打呵欠，暈眩和頭痛也是家常便飯。問題是，醫生和物理治療師都不知道這是他車禍後揮鞭式創傷（whiplash injury）產生的症狀，還是像物理治療師 Keramat 在他的個案報告說，這可能是因為電療引發內生性類鴉片系統所產生的鎮痛，連同不良反應一併影響著阿東。Keramat 個案裡敘述的肩膊痛病人除了認同電療的止痛效果外，同時也主訴有集中力不足、暈眩、意識模糊、步履不穩等問題。到電療完成後數小時，這位病人又回復正常狀態。

醫學界一直關注痛症病人服用嗎啡上癮的現象，但沒有注意到電療是否也會令慢性痛症患者上癮。這看來沒有副作用的治療方案，也不是不教人擔心。

懂針灸的哈佛級醫學教授

Helene Langevin 現在是美國國家衛生院國家補充與整合衛生中心主任，專門研究另類醫學。

她在麥基爾大學唸醫科，博士後在劍橋，曾是哈佛醫學院的駐校教授。在她的求學生涯裡，她有一件事總是不明白：為甚麼在解剖課和外科的訓練裡，那些在皮膚以下到達器官之前的結締組織都會被教授放到回收箱，沒人注意？到她決心要去學針灸，身旁的同事都勸她說不要碰這些旁門左道。

「這不就是以前古醫學的放血嗎？我們這些做學術的應該是要將醫科推前，而不是回到以前巫醫當道的年代。」

她沒有聽從別人的勸說，反而發表了很多篇有關筋膜的生理學，以及將筋膜伸展和用針刺進軟組織時身體的反應等的基礎科學研究報告。

一直以來，對針灸治療效果深信不疑的醫護人員，都認為針灸之所以能止痛，都是和電刺激背後的閘門理論和激發內生性類鴉片系統一樣。醫護人員施行針灸，有時會接駁低頻電源，為的是令同樣的刺激可以在留針的十來分鐘裡更持久。

Langevin 教授把針刺進患者皮下，遵照導師的指示運針。針在轉動的過程中，她覺得這些皮下軟組織就像意大利麵一樣被叉子捲起來，於是也將針灸可能的效用與機械轉導的理論和治療效果連繫起來。

可是，就算在實驗室有多少白老鼠證明這些理論，到了實際臨床操作時，總是難以證明其有效性。查看考科藍的回顧，關於針灸治療肩膊痛、拉扯式頭痛、類風濕關節炎、無定性腰背痛（即在影像無明確顯示組織損傷的腰背痛）、分娩痛症、腕管綜合症、網球肘、纖維肌痛、成年人神經元痛症、髖退化性關節炎及周邊關節退化痛症的文獻，都沒有比對照用的「假針灸」（sham acupuncture）的療效，甚至比沒有治療來得優勝。

Langevin 教授解釋，針灸這種治療不一定來自針的本身，而是整個治療體驗。若「假針灸」複製了其中的體驗，而剛好這些就是針灸為之有效的，「真針灸」和「假針灸」的療效就不會有顯著分別。導致治療效果不彰有以下的原因：

一、下針相關：位置、深度、手法、針灸直徑及數量；

二、生理：觸診、艾灸加熱；

三、心理：問診、診斷、病人教育程度；

四、其他因素：時間、醫師是否一對一應診、病人對治療和醫師的期望等。

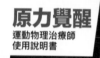

學者和醫護人員或許一廂情願地認為生理上的正面回饋會反映成治療效果。可能針灸真的有治療效果，但微弱得連 0-10 分的痛症指數都察覺不到。

歷來在診症室裡，當我提到用針，病人反應由一概歡迎「come on, baby」到「不了」都有。意外的是，外籍人士接受針灸的程度比華人要高出許多。

但例外的有英格蘭女子足球隊在 2022 年歐洲女子足球錦標賽的奪冠功臣 Ellen White。

這位來自曼城的前鋒在東京奧運後回到球會復操。不同的球會都發現球員從國家隊回來後有腰背痛問題，因為賽季快要開始，球會領隊希望球員加速復原，決定在醫生和治療師體系以外特聘針灸師治療腰背痛問題（另一說法是，球會另聘受過針灸訓練的物理治療師為球員施針）。

球員一般都不抗拒球會額外付費為他們追加治療項目。我們沒法知道，若球員對針灸有一絲懷疑，是否能堅持拒絕治療。

White 在針灸治療後發現因為針灸入針太深，刺穿了胸膜，造成氣胸。她放了一個月病假，在資料庫上只簡單填了原因是「生病」。好不容易才經歷完 2021 年的所有球會和國際賽事，再熬到 2022 年歐洲國家盃，但拿到冠軍獎盃後她就隨即宣佈退役。

「這一針是我退役的催化劑。」氣胸一旦有第一次，隨後也容易復發，明顯影響肺活量，當然也會影響操練和比賽。如果訓練量增加，胸腔壓力隨之上升，自然令教練苦惱要如何將她的狀態推回頂峰。曾經患過氣胸的病人

乘搭飛機也可能會因為突然的氣壓轉變而復發，如果是壓力性氣胸，即是漏氣的部分因為氣壓突然膨脹而壓住肺部的話，可以令患者有生命危險。

根據台灣健保紀錄，每一百萬次的針灸治療會有 0.87 宗治療導致氣胸的報告。這看來小得可憐的數字可能會令病人感到安心，但我們永遠都不知道自己會否成為那一百萬分之 0.87。

「好不容易熬到歐洲國家盃，其實這樣的球員生涯也十分圓滿了。」Ellen White 說。

醫學研究中各種治療法的療效在文獻上都是一個概率，例如成功率是多少，有多少機率會有不良反應，到最後要決定是否接受治療，還是依賴自己的經驗，好像比較可靠。

Take Home Message

- 電刺激激發肌肉收縮和人體自主肌肉收縮的模式有顯著分別，不建議單憑電刺激進行肌肉強化。

- 電刺激止痛的功效可以用閘門控制理論和內生性類鴉片系統來解釋，治療儀器廠商因而設定了不同頻率。雖然廠商宣稱電刺激沒有像嗎啡一樣有上癮的副作用，但慢性痛症患者也有可能出現濫用情況。

- 針灸止痛背後的理論和電刺激相類似，但要注意不良反應。

參考資料：

Benarroch, E. E. (2012). Endogenous opioid systems: current concepts and clinical correlations. *Neurology, 79*(8), 807–814. http://doi.org/10.1212/wnl.0b013e3182662098

Berger, A. A., Liu, Y., Nguyen, J., Spraggins, R., Reed, D. S., Lee, C., Hasoon, J., & Kaye, A. D. (2021). Efficacy of acupuncture in the treatment of fibromyalgia. *Orthopedic Reviews, 13*(2), 25085. https://doi.org/10.52965/001c.25085

Bickel, C. S., Gregory, C. M., & Dean, J. C. (2011). Motor unit recruitment during neuromuscular electrical stimulation: a critical appraisal. *European Journal of Applied Physiology, 111*(10), 2399–2407. https://doi.org/10.1007/s00421-011-2128-4

Blazevich, A.J., Collins, D.F., Millet, G.Y., Vaz, M.A., Maffiuletti, N.A., (2021). Enhancing adaptations to neuromuscular electrical stimulation training interventions. *Exercise and Sport Sciences Reviews, 49*(4), 244–252. https://doi.org/10.1249/JES.0000000000000264

Casimiro, L., Barnsley, L., Brosseau, L., Milne, S., Robinson, V. A., Tugwell, P., & Wells, G. (2005). Acupuncture and electroacupuncture for the treatment of rheumatoid arthritis. *The Cochrane Database of Systematic Reviews, 2005*(4), CD003788. https://doi.org/10.1002/14651858.CD003788.pub2

Chester, R., Smith, T. O., Sweeting, D., Dixon, J., Wood, S., & Song, F. (2008). The relative timing of VMO and VL in the aetiology of anterior knee pain: a systematic review and meta-analysis. *BMC Musculoskeletal Disorders, 9*, 64. https://doi.org/10.1186/1471-2474-9-64

Choi, G. H., Wieland, L. S., Lee, H., Sim, H., Lee, M. S., & Shin, B. C. (2018). Acupuncture and related interventions for the treatment of symptoms associated with carpal tunnel syndrome. *The Cochrane Database of Systematic Reviews, 2018*(12), CD011215. https://doi.org/10.1002/14651858.CD011215.pub2

Furlan, A. D., van Tulder, M., Cherkin, D., Tsukayama, H., Lao, L., Koes, B., & Berman, B. (2005). Acupuncture and dry-needling for low back pain: an updated systematic review within the framework of the cochrane collaboration. *Spine, 30*(8), 944–963. https://doi.org/10.1097/01.brs.0000158941.21571.01

Gadau, M., Yeung, W. F., Liu, H., Zaslawski, C., Tan, Y. S., Wang, F. C., Bangrazi, S., Chung, K. F., Bian, Z. X., & Zhang, S. P. (2014). Acupuncture and moxibustion for lateral elbow pain: a systematic review of randomized controlled trials. *BMC Complementary and Alternative Medicine, 14*, 136. https://doi.org/10.1186/1472-6882-14-136

Glaviano, N. R., & Saliba, S. (2016). Can the use of neuromuscular electrical stimulation be improved to optimize quadriceps strengthening? *Sports Health, 8*(1), 79–85. https://doi.org/10.1177/1941738115618174

Green, S., Buchbinder, R., Barnsley, L., Hall, S., White, M., Smidt, N., & Assendelft, W. (2002). Acupuncture for lateral elbow pain. *The Cochrane Database of Systematic Reviews, 2002*(1), CD003527. https://doi.org/10.1002/14651858.CD003527

Green, S., Buchbinder, R., & Hetrick, S. (2005). Acupuncture for shoulder pain. *The Cochrane Database of Systematic Reviews, 2005*(2), CD005319. https://doi.org/10.1002/14651858.CD005319

Hodges, P. W., & Richardson, C. A. (1996). Inefficient muscular stabilization of the lumbar spine associated with low back pain. A motor control evaluation of transversus abdominis. *Spine, 21*(22), 2640–2650. https://doi.org/10.1097/00007632-199611150-00014

Ju, Z. Y., Wang, K., Cui, H. S., Yao, Y., Liu, S. M., Zhou, J., Chen, T. Y., & Xia, J. (2017). Acupuncture for neuropathic pain in adults. *The Cochrane Database of Systematic Reviews, 2017*(12), CD012057. https://doi.org/10.1002/14651858.CD012057.pub2

Keramat, K. U., & Gaughran, A. (2012). An unusual effect of interferential therapy. *BMJ Case Reports, 2012*, bcr2012007648. https://doi.org/10.1136/bcr-2012-007648

Lin, S. K., Liu, J. M., Hsu, R. J., Chuang, H. C., Wang, Y. X., & Lin, P. H. (2019). Incidence of iatrogenic pneumothorax following acupuncture treatments in Taiwan. *Acupuncture in Medicine: Journal of the British Medical Acupuncture Society, 37*(6), 332–339. https://doi.org/10.1136/acupmed-2018-011697

Lake D. A. (1992). Neuromuscular electrical stimulation. An overview and its application in the treatment of sports injuries. *Sports Medicine (Auckland, N.Z.), 13*(5), 320–336. https://doi.org/10.2165/00007256-199213050-00003

Langevin, H. M., Churchill, D. L., Fox, J. R., Badger, G. J., Garra, B. S., & Krag, M. H. (2001). Biomechanical response to acupuncture needling in humans. *Journal of Applied Physiology (Bethesda, Md.: 1985), 91*(6), 2471–2478. https://doi.org/10.1152/jappl.2001.91.6.2471

Langevin, H. M., Churchill, D. L., & Cipolla, M. J. (2001). Mechanical signaling through connective tissue: a mechanism for the therapeutic effect of acupuncture. *FASEB Journal: Official Publication of the Federation of American Societies for Experimental Biology, 15*(12), 2275–2282. https://doi.org/10.1096/fj.01-0015hyp

Langevin, H. M., Wayne, P. M., Macpherson, H., Schnyer, R., Milley, R. M., Napadow, V., Lao, L., Park, J., Harris, R. E., Cohen, M., Sherman, K. J., Haramati, A., & Hammerschlag, R. (2011). Paradoxes in acupuncture research: strategies for moving forward. *Evidence-based Complementary and Alternative Medicine: eCAM, 2011*, 180805. https://doi.org/10.1155/2011/180805

Linde, K., Allais, G., Brinkhaus, B., Fei, Y., Mehring, M., Shin, B. C., Vickers, A., & White, A. R. (2016). Acupuncture for the prevention of tension-type headache. *The Cochrane Database of Systematic Reviews, 2016*(4), CD007587. https://doi.org/10.1002/14651858.CD007587.pub2

Manheimer, E., Cheng, K., Linde, K., Lao, L., Yoo, J., Wieland, S., van der Windt, D. A., Berman, B. M., & Bouter, L. M. (2010). Acupuncture for peripheral joint osteoarthritis. *The Cochrane Database of Systematic Reviews, 2010*(1), CD001977. https://doi.org/10.1002/14651858.CD001977.pub2

Manheimer, E., Cheng, K., Wieland, L. S., Shen, X., Lao, L., Guo, M., & Berman, B. M. (2018). Acupuncture for hip osteoarthritis. *The Cochrane Database of Systematic Reviews, 2018*(5), CD013010. https://doi.org/10.1002/14651858.CD013010

Mu, J., Furlan, A. D., Lam, W. Y., Hsu, M. Y., Ning, Z., & Lao, L. (2020). Acupuncture for chronic nonspecific low back pain. *The Cochrane Database of Systematic Reviews, 2020*(12), CD013814. https://doi.org/10.1002/14651858.CD013814

Myers, J. B., Ju, Y. Y., Hwang, J. H., McMahon, P. J., Rodosky, M. W., & Lephart, S. M. (2004). Reflexive muscle activation alterations in shoulders with anterior glenohumeral instability. *The American Journal of Sports Medicine, 32*(4), 1013–1021. https://doi.org/10.1177/0363546503262190

Nielsen, A., & Wieland, L. S. (2019). Cochrane reviews on acupuncture therapy for pain: a snapshot of the current evidence. *Explore (New York, N.Y.), 15*(6), 434–439. https://doi.org/10.1016/j.explore.2019.08.009

Nussbaum, E. L., Houghton, P., Anthony, J., Rennie, S., Shay, B. L., & Hoens, A. M. (2017). Neuromuscular Electrical Stimulation for Treatment of Muscle Impairment: critical review and recommendations for clinical practice. *Physiotherapy Canada. Physiotherapie Canada, 69*(5), 1–76. https://doi.org/10.3138/ptc.2015-88

Pan, S., Wang, S., Xue, X., Yuan, H., Li, J., Liu, Y., & Yue, Z. (2022). Multidimensional pain modulation by acupuncture analgesia: the reward effect of acupuncture on pain relief. *Evidence-based Complementary and Alternative Medicine: eCAM, 2022*, 3759181. https://doi.org/10.1155/2022/3759181

Smith, C. A., Collins, C. T., Levett, K. M., Armour, M., Dahlen, H. G., Tan, A. L., & Mesgarpour, B. (2020). Acupuncture or acupressure for pain management during labour. *The Cochrane Database of Systematic Reviews, 2020*(2), CD009232. https://doi.org/10.1002/14651858.CD009232.pub2

Vanderthommen, M., & Duchateau, J. (2007). Electrical stimulation as a modality to improve performance of the neuromuscular system. *Exercise and Sport Sciences Reviews, 35*(4), 180–185. https://doi.org/10.1097/jes.0b013e318156e785

Vickers, A. J., Vertosick, E. A., Lewith, G., MacPherson, H., Foster, N. E., Sherman, K. J., Irnich, D., Witt, C. M., Linde, K., & Acupuncture Trialists' Collaboration. (2018). Acupuncture for chronic pain: update of an individual patient data meta-analysis. *The Journal of Pain, 19*(5), 455–474. https://doi.org/10.1016/j.jpain.2017.11.005

Zhao, Z. Q. (2008). Neural mechanism underlying acupuncture analgesia. *Progress in Neurobiology, 85*(4), 355–375. https://doi.org/10.1016/j.pneurobio.2008.05.004

4.5

冰與火之歌

冰敷——醫護人員的條件反射動作

急性扭傷或高強度訓練後，治療師和運動員都需要大量冰塊。在天氣酷熱、身體經過高強度訓練的情況下，不論身體有沒有勞損，冰水滲到皮膚毛孔裡的感覺，沒有誰會不喜歡。

在運動的世界裡，已有科學證據證明冰敷可以止痛、消炎、局部控制血液循環、減低肌肉溫度、防止患處腫脹、加快運動後恢復並增強表現，可以說有病醫病，無病強身。到後來運動醫學及創傷副研究員 Kwiecien 指冰敷可以減少發炎期間急增的嗜中性粒細胞（neutrophil，白血球的一種）反饋回歸受損組織，由原本用以清除壞死細胞組織變成對剩餘健康組織的二次傷害（secondary injury）。冰敷的止痛效果，仍然可以用前文〈電力四射——各種電刺激、針刺治療〉提及的閘門控制理論去解釋，透過冷凍刺激，痛感不容易沿著脊椎神經傳到大腦。

在不同的運動場上，冰敷已經成為醫護人員和運動防護員（athletic trainer）的條件反射動作。在 2018 年世界盃的其中一場比賽上，土耳其球員和其他球員碰撞並有腦震盪，隊醫向受傷球員灑冰水並掌摑他。醫療團隊

認為這樣可以保持球員清醒並繼續作賽,這個場面被傳媒鋪天蓋地報道後,為世界各地醫護撰寫了臨床指引的國際足協當然不是太高興。

運動傷害後敷冰的概念最早是在 1978 年,運動醫學專家 Dr Gabe Mirkin 在他的教科書中提出了相關建議。因為該書實在太暢銷,和全世界最暢銷的《聖經》一樣,書中的建議都變成了信徒必守的信條。

但偉大的學者不怕今天的我打倒昨日的我。Dr Gabe Mirkin 在 2014 年發表文章,指出不同的實驗室報告都證明敷冰窒礙了正常的發炎過程,延誤細胞和組織修復,微絲血管因為敷冰,管徑縮小,血液連帶修補的細胞和生長因子減少流動,與發炎相關的修補細胞因而不能進入受損細胞,狀況可能會持續到敷冰後以數小時計,甚至會令神經線壞死。另一個支持他的說法的論點,是冰敷會令運動表現下降,例如肌力減少、速度變慢、耐力變弱。由於冰敷的冰冷感覺只能從皮膚滲到皮下最多以厘米計的組織,表皮或肌肉溫度不能低於攝氏 15 度,則未能完全達到深層冷凍的效果,而局部冰敷亦有證明不能協助減少肌肉勞損的肌酸激酶(creatine kinase)等物質水平。因此,不同的運動生理學家和醫護人員都希望有方法令冷凍治療效果真正達到深層肌肉,從而可以真正止痛、消炎和促進復原。

進階版的冷凍治療

比較容易實行的是冰水浸浴法。患者或運動員會在低於攝氏 15 度的水桶中浸浴約 15 分鐘。更有公司研發出要在儲存了攝氏零下 150 度的液態氮的艙裡待 2 至 3 分鐘,以營造出這種生理效果。

運動員的休息是訓練的一部分,為了爭取休息時間,能省下 10 分鐘的恢復治療當然會受到荷里活明星及運動界豪門 NBA 的青睞。

不同的「治療中心」都引用 1970 年代日本一名專治類風濕病的山口醫生所提倡的概念——以全身液態氮冷凍治療減少活躍發炎因子，從而促進運動員在高強度運動後的恢復。山口認為將患者在短時間內暴露於寒冷環境下，可以促進腦內啡分泌，從而達到止痛效果。他在一些科學會議上將這方法與相關專科醫生分享，衍生出不少基於此概念的應用治療手法，例如 1984 年德國的風濕病專家 Dr Reinhard Fricke 以全身液態冷凍技術應用於多發性硬化及關節炎患者。

　　除了可以減少發炎過程對運動員的二次傷害外，另一個提倡利用全身液態氮冷凍的原因是，和冰水浸浴法不一樣，全身液態氮冷凍療程短，肌力和爆發力等訓練成果不會因而抹殺。

　　健康科學副教授 Lombardi 的回顧中有提及證明此療法可以消脂和降低體內低密度膽固醇濃度的證據，當然這一點也會被美容公司包裝成可以消脂減肥。更震撼的是此療法可以促進身體分泌紅血球生成素——就是令一代單車傳奇 Lance Armstrong 身敗名裂的 EPO（erythropoietin）。EPO 可以激發有氧運動潛能，在耐力運動員身上尤其重要。全身冷凍治療和高原訓練，就如非洲人長跑好手的基因一樣，我們無法阻止運動員用上不同的方法令自體產生 EPO；不過，打針就是不對的。

　　坊間的全身液態氮冷療必須在獨立的環境下進行，有些機器可以讓接受治療者站在裡面。這地方不一定是診所，而替你進行治療的也不一定是醫護人員。每次的治療費用由幾百到過千港元不等，甚至比一節物理治療師一對一的治療還要貴。

　　在美國內華達州一家運動恢復中心，曾經有職員被發現倒臥在治療艙內。據說，職員趁中心關門前將自己關在治療艙做治療。這樣子一關，中心就因為她的離去而關門大吉了——在第二天中心開門時，她被同事發現死在

治療艙裡，全身僵硬，保守估計她在裡面待了有 10 小時之多，令人疑惑的是，死因解剖顯示她進去治療艙內沒多久就已經不省人事，但法醫沒辦法找出她暈倒的原因。因為這事件，中心被發現無牌經營其他被管制的醫學美容程序，更被勒令關閉。死去的女職員死前沒多久，還向朋友表示全身冷凍治療如何令她容光煥發。

平民百姓一般不大會大灑金錢去坐那 3 分鐘的冷凍艙作冷療。關於冰敷和冷療的建議，都只是在急性扭傷初期的 6 至 12 小時敷冰來止痛和減少腫脹，避免嗜中性粒細胞太活躍造成受傷組織的二次傷害。受傷 12 小時後不建議在無痛楚的情況下繼續敷冰，以免窒礙應有的發炎過程和細胞組織修復。冰敷必須要達到目標的組織，而非只是皮膚溫度降低，所以亦有一個較長浸浴時間的指引（用攝氏 15 度的水浸浴 3 至 6 小時）。高強度運動訓練後的冰水浸浴可以協助恢復排走乳酸，但對恆常訓練的恢復效果不大。

大熱

還記得小時候碰傷撞瘀，沒有表面傷口，但皮下有紫紺色瘀青，媽媽會為你在患處滾動剛煮熟的雞蛋消腫去瘀嗎？滾雞蛋的過程有人覺得很舒服，可以是熱力給予你的溫暖，或者這只單純是因為親人的愛。

還有民間傳說，把銀戒指和熱雞蛋放在一起，可以吸走瘀青，銀戒指會因為「吸收了瘀血」而變為黑色。

其實，瘀血是皮下微絲血管撕裂的出血現象，一開始時會呈紅色，然後血液因為開始缺氧而變成紫黑色。如果瘀青變成黃色甚至綠色，這表示血紅素蛋白開始瓦解，傷患逐漸復原。

孩提時我們沒有懷疑過長輩的話，終於要等到高登會員尊稱為「牛河博士」的曹宏威博士在一次傳媒訪問中打破了迷思，指出銀戒指在「治療」過程中變黑，只是因為雞蛋黃裡的胺基酸的硫，甚至熱力本身已經令銀戒指變黑，和瘀血一點關係都沒有。

護士會比較在意病人身上的瘀青。護理及助產博士生 Amaniyan 及護理學教授 Balci Akpinar 分別做過隨機測試，發現熱敷真的可以加快將打針後的瘀青範圍縮小，總算為那些犧牲了的雞蛋和銀戒指討回了不少公道。

在運動創傷診所見到的瘀青，通常都連帶著一些重要的軟組織撕裂。因為瘀青不是痛楚來源，而瘀青底下的事情比表皮的顏色更需要醫護人員處理，所以物理治療師只是偶爾在患處施以超聲波治療，希望這種震動可以令瘀血隨著加快了的血液循環消除得快一點；如果瘀青連帶關節腫脹，醫護人員偶爾也會包紮患處，避免在復健時影響活動幅度。

亦因為熱敷可以加快消除瘀青，不少醫護人員都建議在受傷首 6 至 12 小時敷冰後，便需要熱敷加速血液流動。加速血液循環的做法在中西醫都有理論支持能用來醫治筋骨痛症。

熱敷是美國醫學專科學院經過文獻回顧及專家的臨床建議作為治療急性和亞急性腰背痛的第一線治療，不單能在短時間內止痛，配合復康運動的止痛效果比一般藥物，例如撲熱息痛和非類固醇消炎藥布洛芬更佳。止痛的原因仍然是閘門控制理論，皮膚上的溫度感應器和神經末梢阻止了痛感訊息經脊椎傳到大腦。在伍珀塔爾大學運動及訓練科學教授 Freiwald 的回顧中，熱敷可以紓緩腰背痛相關的肌肉繃緊，變相增加關節活動幅度，加上極低的醫療成本，又可以減少病患使用止痛藥，所以建議醫護人員廣泛使用。

必須慎用的深層熱療儀器

但熱敷在物理治療診所會偶爾遭到病人投訴:「如果付足診金,得到的只是熱敷,我為甚麼要專程過來診所?」

所以,中醫會有紅外線治療儀;物理治療的課程裡曾經出現過短波治療儀。兩者都通過不同的電磁波去達到更深層的熱療效果,但當然有一定的危險性。

懷孕、有腫瘤或者患處做過化療、肺癆入侵患處、內臟出血、裝有心臟起搏器等都是深層熱療的禁忌症。治療師除了要找到方法應對病患關注的問題,也要問這一大堆問題去確保熱療不會在病人身上產生不良反應,所以現時已經愈來愈少診所裝置這些儀器。

還有一個原因,源自我唸書的時候教授講課提及的一個個案。

在公立醫院,偶爾會有同事在沒有看診的時候找物理治療師處理他們的筋骨勞損。一位護士因為有慢性腰背痛,到她任職的物理治療部求診。

經過檢查後,治療師建議她做短波熱療。治療師當然對禁忌症的一大堆問題倒背如流,護士都通過所有問題。她在治療床上俯臥著,治療師把磁圈凌空放在她的背上。

治療剛開始一兩分鐘時倒沒怎麼樣,治療師也回到寫字枱整理病人紀錄。但數分鐘後,護士所在的治療間突然傳來慘叫聲。

百密一疏，就算問過所有禁忌症的問題，治療師忘記了護士是剛下班趕到物理治療部，制服也來不及去換。身為護士，她的制服口袋當然會有一把剪刀。金屬受到這些電磁波影響，產生大量熱能。那次護士燒傷的傷勢不輕，聽說事情也鬧上了法院。

運動物理治療師隨隊出賽，沒可能動輒搬動這些大型的短波治療儀器，只為了達到熱療做到的效果。經濟條件許可的運動隊伍都會選擇附帶有溫泉、桑拿等全身受用的熱療設施做運動恢復。

紓緩痛症之外的熱療效果

有痛症的話當然想得到紓緩。教練和運動科學專家希望熱療為運動員做到的，卻不止於此。在佛羅里達大學應用生理及運動機能學研究員 Kim 和科羅拉多大學綜合生理學客座助理教授 Brunt 的回顧中，肌肉受到熱能的刺激，可以長出新的微絲血管，而且血管擴張、血壓降低，血流量和心臟輸出量都會因此增加。肌肉細胞的線粒體（mitochondria）的帶氧能力提升，另外在動物測試更發現肌肉可以單純因為熱療而變大。熱療也被證明可以令人的空腹血糖降低，提升葡萄糖攝取及胰島素的靈敏度，增加血管的彈性，是運動量可能受限制的糖尿病人控制血糖的福音。

值得注意的是，這些熱療的指引都是在短時間內（例如一至兩星期）頻密且連續地進行，例如在封閉式的訓練環境下每天泡溫泉、焗桑拿，將人體核心溫度提升才有以上效果。或者你有幸住在有會所設施的私人物業，可以在桑拿浴室待個夠，但連做回顧的作者都明白，在芬蘭以外的地方要醫療機構留預算建桑拿浴室，實在有點癡心妄想。

我，全部都要——冷熱交替治療

在運動科學和物理治療部，偶爾也會為受傷或劇烈運動後的人士進行冷熱交替療法，恢復體力並排走乳酸。

攝氏 10 度的冷水，攝氏 40 多度的熱水，給每人建議的交替時間都不一樣。據說經過冷熱交替浸浴後，扭過的腳踝會消腫，血液循環會增加，血含氧量會上升，這種有病治病、無病強身的迷思長期獲吹奏。加拿大英屬哥倫比亞大學生物醫學工程助理教授 Shadgan 在健康人士身上用紅外線檢測他們交替浸泡過後的小腿，發現血流量和血氧量均有所提升，但在塞繆爾梅里特大學職業治療名譽教授 Breger Stanton 的文獻回顧，卻因為不同的實驗條件找不到確切的結論。

現在，沒有太多運動隊伍特意要助手準備一盆冷水和一盆熱水去做浸浴。我們遇見做冷熱交替浸浴的，最多是扭傷腳踝或者患足底筋膜炎的運動員，他們一邊浸浴，一邊滑手機。有時浸浴的治癒感和水壓，甚至水溫都沒有太直接的關係，而是一連串高強度訓練後那 15 至 30 分鐘能給運動員帶來喘息空間。

水壓的消腫效果我一直沒有懷疑過，但冷熱交替療法是可以同時有熱敷和冷療的效果，還是互相抵消，不論是學校的老師，還是強大的 PubMed 資料庫都沒有辦法可以總結出一個答案。

Take Home Message

- 冷敷可以在急性扭傷的 6 至 12 小時內協助止痛、消腫並防止二次傷害，但冰敷不應長期進行，以免影響正常發炎的治癒功能。

- 熱敷可以紓緩急性和慢性痛症，也會刺激心臟，令心臟功能有所提升。深層熱療需要注意使用安全。

- 冷熱交替浸浴偶爾會有運動科研人員和醫護人員使用，但成效未有足夠證據證實。

參考資料：

Amaniyan, S., Varaei, S., Vaismoradi, M., Haghani, H., & Sieloff, C. (2016). Effect of local cold and hot pack on the bruising of enoxaparin sodium injection site: a randomized controlled trial. *Contemporary Nurse, 52*(1), 30—41. https://doi.org/10.1080/10376178.2016.1190289

Allan, R., Malone, J., Alexander, J., Vorajee, S., Ihsan, M., Gregson, W., Kwiecien, S., & Mawhinney, C. (2022). Cold for centuries: a brief history of cryotherapies to improve health, injury and post-exercise recovery. *European Journal of Applied Physiology, 122*(5), 1153—1162. https://doi.org/10.1007/s00421-022-04915-5

Balci Akpinar R. (2013). The effect of local dry heat pack application on recovering the bruising associated with the subcutaneous injection of heparin. *Journal of Clinical Nursing, 22*(17–18), 2531—2535. https://doi.org/10.1111/jocn.12216

Banfi, G., Lombardi, G., Colombini, A. et al. (2010). Whole-body cryotherapy in athletes. *Sports Med, 40*(6), 509—517. https://doi.org/10.2165/11531940-000000000-00000

Breger Stanton, D. E., Lazaro, R., & Macdermid, J. C. (2009). A systematic review of the effectiveness of contrast baths. *Journal of Hand Therapy: Official Journal of the American Society of Hand Therapists, 22*(1), 57—70. https://doi.org/10.1016/j.jht.2008.08.001

Brunt, V. E., & Minson, C. T. (2021). Heat therapy: mechanistic underpinnings and applications to cardiovascular health. *Journal of Applied Physiology (Bethesda, Md.: 1985), 130*(6), 1684—1704. https://doi.org/10.1152/japplphysiol.00141.2020

Freiwald, J., Magni, A., Fanlo-Mazas, P., Paulino, E., Sequeira de Medeiros, L., Moretti, B., Schleip, R., & Solarino, G. (2021). A role for superficial heat therapy in the management of non-specific, mild-to-moderate low back pain in current clinical practice: a narrative review. *Life (Basel, Switzerland), 11*(8), 780. https://doi.org/10.3390/life11080780

Goats G. C. (1989). Continuous short-wave (radio-frequency) diathermy. *British Journal of Sports Medicine, 23*(2), 123–127. https://doi.org/10.1136/bjsm.23.2.123

Kim, K., Monroe, J. C., Gavin, T. P., & Roseguini, B. T. (2020). Skeletal muscle adaptations to heat therapy. *Journal of Applied Physiology (Bethesda, Md.: 1985), 128*(6), 1635–1642. https://doi.org/10.1152/japplphysiol.00061.2020

Kwiecien, S. Y., & McHugh, M. P. (2021). The cold truth: the role of cryotherapy in the treatment of injury and recovery from exercise. *European Journal of Applied Physiology, 121*(8), 2125–2142. https://doi.org/10.1007/s00421-021-04683-8

Lombardi, G., Ziemann, E., & Banfi, G. (2017). Whole-body cryotherapy in athletes: from therapy to stimulation. An updated review of the literature. *Frontiers in Physiology, 8*, 258. https://doi.org/10.3389/fphys.2017.00258

Mirkin G, Hoffman M. (1978). *The Sports Medicine Book*. Little, Brown and Company.

Qaseem, A., Wilt, T. J., McLean, R. M., Forciea, M. A., Clinical Guidelines Committee of the American College of Physicians, Denberg, T. D., Barry, M. J., Boyd, C., Chow, R. D., Fitterman, N., Harris, R. P., Humphrey, L. L., & Vijan, S. (2017). Noninvasive treatments for acute, subacute, and chronic low back pain: a clinical practice guideline from the American College of Physicians. *Annals of Internal Medicine, 166*(7), 514–530. https://doi.org/10.7326/M16-2367

Shadgan, B., Pakravan, A. H., Hoens, A., & Reid, W. D. (2018). Contrast baths, intramuscular hemodynamics, and oxygenation as monitored by near-infrared spectroscopy. *Journal of Athletic Training, 53*(8), 782–787. https://doi.org/10.4085/1062-6050-127-17

Toumi, H., & Best, T. M. (2003). The inflammatory response: friend or enemy for muscle injury? *British Journal of Sports Medicine, 37*(4), 284–286. https://doi.org/10.1136/bjsm.37.4.284

Wang, Z. R., & Ni, G. X. (2021). Is it time to put traditional cold therapy in rehabilitation of soft-tissue injuries out to pasture? *World Journal of Clinical Cases, 9*(17), 4116–4122. https://doi.org/10.12998/wjcc.v9.i17.4116

Yamauchi T., Kim, S., Nogami, S., & Kawano, A. D. (1981a). Extreme cold treatment (-150°C) on the whole body in rheumatoid arthritis. *Rev Rheum, 48*(Suppl.), 1054.

Yamauchi, T., Nogami, S., & Miura, K. (1981b). Various application of the extreme cryotherapy and strenuous exercise program. *Physiotherapy and Rehabilitation, 34*(5), 35–39.

結語：尋找第二意見

小花打籃球時扭傷了左膝。

網上直播的片段是這樣的：她全場沒有和對手有任何衝撞，只是在一次籃板球的爭奪，她落地的角度有點不對勁，就這樣將膝前十字韌帶扭斷。

比賽暫停良久，直至小花被抬上擔架床。當晚磁力共振證實了這個結果。因為臨近季後賽，教練和球會領隊對她能否趕及下一場比賽都十分著急。不對，膝前十字韌帶撕裂，應該是要想下一季是否來得及做體檢。

她已經是第二次撕裂，上一次的修補手術是青年隊教練推薦的醫生做的，在她的手術之前已經有五六百個成功個案，而小花上次手術也是用後腿膕繩肌腱修補的。這次除了球隊的物理治療師 J 外，她也找到球隊的上一任物理治療師 R 看診。

「我就是說了，上一次做手術那位醫生的手法有問題！他不應將脛骨和股骨用來貫穿筋腱的隧道角度設定得那麼大。」R 說。物理治療師接到不同骨科醫生的術後個案，如果是曾經合作過的，或多或少會知道醫生動手術的一些微小細節和個人喜好，作為物理治療師的會適度作出調整。

　　年輕時的我，有時會抱怨為甚麼這種合作方式像僕人在聽醫生的使喚；畢竟在香港，轉介的流程永遠是由病人先向醫生求診開始，除非是隨隊支援的急性扭傷個案是先由物理治療師分流，倒轉由物理治療師轉介到醫生的個案少之又少。後來到了新加坡，因為病人可以選擇先看物理治療師還是先看專科醫生，雙向轉介比較頻繁，有時醫生甚至會主動問物理治療診所要不要每月為他們提供進修課程，為的是希望物理治療師多點將病人轉介過去。

　　但物理治療師在病人面前這樣批評專科醫生的動刀方式，站在誰的角度都是「三輸」。首先，物理治療師沒有受過外科訓練，這樣的批評就像飛機師在批評工程師應該要用幾號螺絲去修飛機，外行人批評內行人總會惹起內行人的反彈。

　　第二，也因為以上的原因，這樣會影響物理治療師和醫生的合作關係。被治療師批評的醫生當然會是互相永不錄用。就算物理治療師以後推薦的醫生要接下這案子，也會擔心日後會不會又是一些手術細節的東西被這位治療師吹毛求疵的批評。

　　第三，物理治療師間接在抱怨小花、教練和領隊上次受傷時不找他做治療，下了錯誤的決定。這就像去百貨公司，店員推銷衣服前先要將顧客的身形揶揄一番，顧客又何來興致去選購？

　　「我不是早就說了……」這句話不會證明 R 是全世界最厲害的治療師，能料事如神。女性病患、術後少於九個月即復操復賽，甚至術後恢復的肌力、敏捷度和有無心理障礙都會影響接好了的韌帶會否再斷的風險。R 在小花這次決定治療方案期間不斷批評上一位醫生；在社交媒體上，他一直拋出學術文章，來支持他認為手術方式是唯一影響小花的膝前十字韌帶再撕裂風險的關鍵因素。

原本小花都認為自己只是倒楣，不介意回去上次為她動手術的醫生求診。但 R 鋪天蓋地的批評傳遍了整個球圈，領隊還是叫她去找另一位醫生。

R 介紹了自己相熟的醫生。領隊惟有建議小花去看 R 建議的骨科醫生 A。

A 醫生說上一趟的骨隧道角度做得不好，建議先將原本的隧道用骨水泥填好，另外動一次手術建一條新的隧道，然後才以打四條的方式移植異體（可以是人造或者是遺體的韌帶），用來代替撕裂了的韌帶。

兩次手術，會有兩次創傷，小花其實有點不確定是否真的要接納 A 醫生的建議再動手術。兩次手術也會令康復期拖長，她也不確定球隊的合約會否受到影響。

小花回來問球隊現任物理治療師的意見，物理治療師建議小花看 B 醫生。B 醫生沒有聽說到 R 在球圈裡對第一次為小花動手術的醫生的大量批評，看完片再檢查過後，認為小花原本的骨隧道構造和角度都沒有問題，只建議用兩條人工韌帶移植到原本的骨隧道裡。

總會的董事施加壓力叫領隊要求小花找 A 醫生做手術，小花也差點因為這兩個相反的意見而要再諮詢第三位醫生來做評判。幸好最後她終於決定將自己的身體自主權爭取回來。

她決定找 B 醫生做一次修補術，重新將康復運動由頭做起。因為已經是第二次手術，四頭肌的起動比以前更困難，但她知道這是和骨隧道無關，還是要靠著電刺激和自己的努力，將肌力一點一點地賺回來。

有時，傷患用甚麼治療方案會被其他持份者左右。球會、教練、診金預算、保險公司有沒有指定醫護都會左右這些決定。要堅持「自己身體自己救」也不是一件人人都懂的事。

社會一般都尊重醫護人員的專業決定，毋庸置疑。有時醫護人員的建議會令你有一絲猶豫，不知道是否應該要挑戰他們的專業意見。這些意見可以關乎醫生起初的診斷，可以是起初的治療方案，也可以是治療過程中途是否需要改變。尤其是各種外科個案，因為動手術從來都不是單一的小型治療。

在運動醫學的領域裡，不論是沒有神經線受壓的椎間盤突出、肩膊旋袖肌筋腱的拉傷、撕裂和退化，膝關節退化等問題，從來都沒有非黑即白的答案。

馬斯特里赫特大學流行病學研究員 Weyerstraß 分析病人尋找第二意見的情況，發現筋骨肌症狀方面，最多人會因為膝關節、脊椎及髖關節的治療方案去尋求第二位醫護人員的意見。而第二意見的治療建議和原本專科醫生的建議有最大偏差的是肩關節（81.5%）、膝關節（73.8%）和脊椎（68.3%）的個案。

「醫生，你看這張片，我的半月板真的有問題嗎？」
「醫生，真的要開刀嗎？」
「醫生，用後肌還是四頭肌接駁我的前十字韌帶呢？」
「治療師，真的要用衝擊波嗎？這治療很痛呢。」
「治療師，不用『舉鐵』，只找你做普拉提可以嗎？」

「治療師，醫生說這問題要動手術，你認為呢？」這是最合適，又最最不合適，卻經常被病人問到的第二意見。

物理治療師也好，骨醫也好，跌打醫師也好，脊骨神經科醫生也好，沒有人要立壞心腸想病人的傷患不會康復。但每人都總有一點點的自我，而且要有自信認為自己的建議對病人是最好的——連自己都說服不到的話，又怎能說服病人呢？

　　縱然如此，尋求第二意見是病人的權利。醫護所以是專業，是因為他們都沒有因為病人選擇了尋找或者接納第二意見而感到冒犯。病人有時就是需要第二意見，去支持或推翻自己的既有想法。

　　如果第二意見維持第一意的原判，或許可以肯定這是一個比較準確的診斷，或者是最佳的治療方案。若果經過兩次求診，心裡還有懷疑，決定要做一個違背專業意見的治療決定，最少知道是自己要負責的決定。

　　曾經遇過聽完兩位醫生說要做膝關節置換術的病人，他最後還是堅持己見，完成物理治療療程，最終恢復了正常生活。這不代表醫生的判斷是錯誤的，至少臨床數據支持他們的專業意見。從來沒有人有個水晶球，可以看見自己究竟是數據中的大多數，還是數據中的異常——根本不會對大多數人的治療方案有最正面和最理想的反應。這在精英運動員裡尤其普遍，就是因為他們骨骼精奇，才變成人群中的異數。

　　當第一和第二意見互相抵觸、違背，也是給自己一個機會靜下來想一想，自己的健康出了問題，甚麼樣的治療方案才是對自己最好的。未到法定年齡的青少年就複雜一點，因為法例上醫療決定仍然是由監護人負責。負責任的監護人，無論如何都要將年輕病人的想法和喜好放在首要考慮。雖然，這不是一件容易做到的事。

話說回來，也不要讓第二意見擾亂自己的思緒，這些煩惱在病情危急前出現，其實就是上天給你足夠的時間，把自身的狀況好好地梳理一下，想清楚怎麼樣的決定才是對自己最好的。

啊，至於小花，因為疫情的關係，原先目標中要復出的比賽在最後一刻取消，賽會一直都沒有公佈復辦日期。她來了個急轉彎，決定還是選擇光榮退役，一邊唸書，一邊當教練。

山重水複疑無路，柳暗花明又一村。

參考資料：

Benbassat J. (2019). Obtaining a second opinion is a neglected source of health care inequalities. *Israel Journal of Health Policy Research, 8*(1), 12. https://doi.org/10.1186/s13584-019-0289-5

Weyerstraß, J., Prediger, B., Neugebauer, E., & Pieper, D. (2020). Results of a patient-oriented second opinion program in Germany shows a high discrepancy between initial therapy recommendation and second opinion. *BMC Health Services Research, 20*(1), 237. https://doi.org/10.1186/s12913-020-5060-7

原力覺醒

**運動物理治療師
使用說明書**

作者	李慧明
總編輯	葉海旋
編輯	李小媚
助理編輯	鄧芷晴
書籍設計	TakeEverythingEasy Design Studio

出版	花千樹出版有限公司
地址	九龍深水埗元州街 290–296 號 1104 室
電郵	info@arcadiapress.com.hk
網址	www.arcadiapress.com.hk

印刷	美雅印刷製本有限公司
初版	2023 年 7 月
ISBN	978–988–8789–19–1